Udo Baer | Gabriele Frick-Baer

Flucht und Trauma

Wie wir traumatisierten Flüchtlingen wirksam helfen können

Gütersloher Verlagshaus

Inhalt

Einführung

Die meisten der Flüchtlinge, die nach Deutschland, Österreich oder andere europäische Länder kommen, sind traumatisiert. Das heißt: Sie haben durch Krieg oder Verfolgung, Folter oder sexuelle Gewalt, durch den Tod und Verlust nahestehender Menschen und andere schlimme Ereignisse einen Schrecken erfahren, der sie bedroht und entwürdigt. Die Folgen dieses Schreckens schütteln sie nicht beim Grenzübertritt oder bei der Registrierung als Flüchtling ab. Diese Folgen bleiben, und sie werden umso schlimmer, je länger sie unbeachtet bleiben.

Deshalb sagen wir: Flüchtlingshilfe ist Traumahilfe, muss Traumahilfe sein. Da ist das Kind, das so gerne Deutsch lernen und mit den anderen spielen möchte. Aber es kann nicht, weil sein Kopf voller Schreckensbilder ist. Da ist der Jugendliche, der beim kleinsten Stress aggressiv wird, weil er nur kennt, dass man entweder Täter oder Opfer ist – und Opfer will er nie mehr sein. Da ist der Mann, der nicht mehr schlafen kann und zu trinken beginnt, weil ihn die Bilder, wie seine Frau durch die Bombe umkam, verfolgen. Und da ist die Frau, die sich nach Liebe sehnt, aber niemanden in ihre Nähe lassen kann, weil sie auf der Flucht vergewaltigt wurde.

Wer verstehen will, wie sich Flüchtlinge verhalten, wenn sie uns begegnen, und was sie oft verstört, wenn wir ihnen begegnen, muss wissen, dass die meisten traumatisiert sind. Nicht alles möglicherweise befremdliche Verhalten ist auf kulturelle oder religiöse Unterschiede zurückzuführen. Deswegen werden wir in diesem Buch auf die besonderen Erfahrungen von Flüchtlingen eingehen und beschreiben, welche

Auswirkungen Traumata bei ihnen haben können – immer eingebettet in Erläuterungen, was Traumata sind und welche Folgen sie haben, gestützt auf wissenschaftliche Theorie, Forschung und Praxiserfahrungen. Und wir geben praktische Hinweise, was traumatisierten Flüchtlingen – auch bei besten Absichten – nicht hilft und was sie brauchen, wie Sie ihnen ganz konkret helfen können. Ganz gleich, ob Sie in einem Kindergarten, in der Seelsorge, in einer Schule oder einer Behörde, in einem Aufnahmeheim oder in einer Beratungsstelle tätig sind, ob ehrenamtlich oder professionell.

Dabei bringen wir Beispiele und erzählen auch kleine Geschichten über Flüchtlinge und von Flüchtlingen. Die Namen und persönlichen Angaben sind immer anonymisiert, die Zitate aus der jeweiligen Sprache übersetzt und sprachlich geglättet, ohne an den inhaltlichen Aussagen oder dem emotionalen Gehalt zu verlieren.

Sie haben sich dafür entschieden, dieses Buch zu lesen, und so gehen wir davon aus, dass wir Sie nicht mit Schreckensbildern konfrontieren müssen, um Sie zu berühren und ein offenes Ohr zu finden.

Wir sind uns bewusst, dass es »die« Flüchtlinge nicht gibt. Es sind Menschen, Persönlichkeiten, die sich unterscheiden, in aller Vielfalt und Individualität. Dazu kommen die kulturellen, religiösen und anderen Unterschiede aus Herkunft und biografischen Erfahrungen. Uns liegt am Herzen, dass diese individuellen Besonderheiten gewürdigt werden.

Würdigen, was ist – das ist unsere Orientierung. Für uns steht im Vordergrund, dass Flüchtlinge, bei all ihren persönlichen Fähigkeiten vorrangig Opfer traumatischer Erfahrungen sind. Individualität und Trauma verdienen unsere Achtung und unseren Respekt. Unser Anliegen ist es auch, diese Würdigung mit den Erfahrungen in Verbindung zu setzen, die in Deutschland gemacht wurden. Mit den Millionen Flüchtlingen am Ende des Zweiten Weltkriegs, mit den Millionen Flüchtlingen aus der DDR, mit den Hunderttausenden aus Osteuropa und den Bürgerkriegen der Staaten des ehemaligen Jugoslawien.

Wir wiederholen hier: Flüchtlingshilfe ist Traumahilfe, Flüchtlingshilfe muss Traumahilfe sein – diese Erkenntnis ist nicht neu, da können und da müssen wir an unseren eigenen Erfahrungen ansetzen und vieles besser machen, was in der Vergangenheit versäumt oder falsch gemacht wurde.

Kapitel 1
Der Tanz am Rand des Abgrunds

Der Abgrund und das Verstörtsein

Ein Trauma erschüttert einen Menschen in seinen Grundfesten. Wie sich das im Einzelnen zeigt, ist von Mensch zu Mensch unterschiedlich. Es gibt keine Listen mit bestimmten Symptomen, aufgrund derer man sagen kann, dass ein Mensch traumatisiert ist. Das Gesamtbild des Menschen und sein Gesamt-Erleben sind entscheidend. Wir müssen bei all den verallgemeinernden Beschreibungen immer berücksichtigen, wie ein Mensch das Trauma und die Traumafolgen individuell und subjektiv erlebt. Jedes Symptom, jede Erscheinungsform kann unterschiedliche Ursachen haben. Angstgefühle zum Beispiel können Folgen von Traumatisierungen sein, aber auch aus vielen anderen Alltagserfahrungen herrühren.

Ein Faktor ist den meisten Menschen, die Traumata erlebt haben, gemeinsam: die Erfahrung einer existenziellen Erschütterung. In vielen – unserer Erfahrung nach vor allem bei Frauen, die sexuelle Gewalt erfahren haben – entsteht als Ausdruck ihrer Erschütterung das Bild eines Abgrundes, in den sie gefallen sind oder an dessen Rand sie stehen und in den sie zu stürzen drohen. »Ich balanciere am Rande des Abgrunds«, sagte eine traumatisierte Frau. Eine andere nannte es »aus der Welt gefallen«. Traumatisierte Kinder malen solche Abgründe z. B. als schwarze Löcher oder als Monster, die sie zu verschlingen drohen, oder zeichnen Bilder, in denen sie ins Nichts fallen. Viele träumen in solchen Bildern oder von

Feuer, Bomben, übermächtig erscheinenden Menschen, die Zerstörung bringen oder Zerstörung »sind«. Oft herrscht das Empfinden tiefer Einsamkeit vor.

Das Hauptmerkmal, mit dem sich Folgen traumatischer Erfahrungen, vor allem in der unmittelbaren Zeit danach bemerkbar macht, ist, dass die traumatisierten Menschen verstört sind. Das fällt vor allem anderen auf. Nicht eine Liste von konkret definierbaren Störungen, sondern ein Verstörtsein, das den ganzen Menschen erfasst zu haben scheint, tritt in den Vordergrund. Die traumatisierten Menschen benennen diesen Zustand selbst mit Sätzen wie: »Ich stehe neben mir.«, »Ich bin durcheinander.«, »Ich löse mich auf.«, »Ich weiß nicht mehr, wer ich bin.« Und wieder andere beschreiben sich, als hätten sie »einen Schlag auf den Kopf bekommen« oder behaupten von sich: »Ich bin blöd geworden.«

Wenn Sie zehn Menschen darum bitten, einen Zustand des Verstörtseins zu beschreiben, dann werden Sie zehn verschiedene Beschreibungen erhalten. Doch allen wird etwas gemeinsam sein, nämlich dass die vorhandenen bekannten Muster und Ordnungen des Lebens und Erlebens erschüttert und noch keine neuen vorhanden sind, dass eine Verwirrung und ein Durcheinander herrscht, eine Orientierungslosigkeit und Hilflosigkeit in den Gefühlswelten und in den Verhaltensweisen.

Bei vielen Menschen, Kindern wie Erwachsenen, beobachten wir, dass sie nach einer traumatischen Erfahrung plötzlich »anders« sind. Wenn Sie mit einem Flüchtling in Kontakt kommen, der traumatisiert ist, dann können Sie natürlich einen Vergleich zwischen Vorher und Nachher nicht anstellen. Und doch wird Ihnen sein Verstörtsein wahrscheinlich auffallen. Wichtig ist, dass Sie ein solches Verhalten nicht ausschließlich auf kulturelle Unterschiede zurückführen, sondern als eine Traumafolge betrachten oder zumindest dies in Erwägung ziehen.

Zu diesem Anders- und Verstörtsein trägt auch bei, dass vorhandene Familienstrukturen und familiäre Rollen nicht mehr so sind, wie vor dem Beginn des traumatischen Prozesses. Ein Beispiel:

Saad hatte seinen Vater immer als stark und kraftvoll erlebt. Nun hatte er mehrmals auf der Flucht mitbekommen, dass der Vater auch hilflos war und traurig, dass er manchmal nicht mehr weiterwusste. Ihm fiel vor allem negativ auf, dass er sich von fremden Leuten herumkommandieren ließ, er, der doch immer so viel Wert darauf gelegt hatte, den Kurs der Familie selbst zu bestimmen. Nun wusste Saad nicht, was er davon halten sollte. Er wollte doch immer so werden wie sein Vater, so stark und kräftig, und seine Mutter und seine Schwestern beschützen. Und wenn er seine Mutter betrachtete, dann hatte auch sie sich verändert. Früher hatte sie immer sehr auf ihn aufgepasst und auf seine Schwestern. Doch jetzt war es manchmal so, als würde ihr dafür die Kraft nicht reichen. Oft schaute sie einfach ins Leere, minutenlang, und war gar nicht ansprechbar. Das alles verwirrte ihn.
Der Vater tat so, als wäre alles wie immer, und auch die Mutter bemühte sich darum. Saad wollte auch so tun, als wäre alles in Ordnung, als wäre alles wie früher, doch er wusste, das war nicht so. Und was an die Stelle seiner alten Sicherheiten getreten war, das war noch völlig offen.

Wie in dieser Flüchtlingsfamilie, so ist bei vielen anderen auch manches durcheinandergeraten, in den Menschen selbst, aber auch in ihren Beziehungen untereinander: Geschlechter- und Generationsrollen, familiäre Rollen sind erschüttert. Wie soll es auch anders sein in einem solchen traumatischen Prozess, den diese Menschen durchmachen mussten und müssen?

Viele versuchen, das Gewohnte aufrechtzuerhalten, oft in dem verzweifelten Bemühen, die Geborgenheit innerhalb der Familienstruktur zu bewahren. Manche glauben fest daran, sie bräuchten nur ein Dach über dem Kopf und eine Arbeit, und dann würde alles so wie vorher. Doch wie vorher kann es nicht werden. Es braucht neue Prozesse, neue Erfahrungen, neue Verbindungen, neue Identitäten und ein neues Selbst- und Rollenverständnis innerhalb der Familie. Und diese notwendigen Prozesse brauchen Zeit. Der Weg durch das Verstörtsein und am Abgrund entlang bzw. aus dem Abgrund wieder hinauf, ist lang und mühsam.

Erstarren und Verstummen

Ein häufiger Versuch, unerträgliche Erfahrungen und damit eine häufige Traumafolge zu bewältigen, besteht darin, dass Menschen erstarren und auch verstummen. Hier ein Beispiel:

Als Walid endlich eine Schule besuchen konnte, sprach er kein Wort. Die Lehrerinnen versuchten alles Mögliche, um ihn zum Sprechen zu bewegen, doch er blieb stumm. Auch im Kontakt mit den Mitschülerinnen und Mitschülern sagte er kein Wort. Mit seinen großen, offenen Au-

gen betrachtete er alles, was er in der Schule vorfand. Er schrieb auch brav ab, was er abschreiben sollte, doch kein Wort kam über seine Lippen.

Ein solches Verhalten ist oft ein Ausdruck des Erstarrens. Manchmal zeigt sich das Verstummen weniger offensichtlich. Dann betrifft es vor allem das Seelenleben, emotionale Äußerungen. Kinder oder Erwachsene können erzählen und reden, aber ohne innere Beteiligung und ohne das Mitgefühl anderer Menschen emotional zu berühren.

Sehr häufig erstarren Menschen rein körperlich:

Als die Familienhelferin, Frau K., die Mutter endlich aufsuchen konnte, bekam sie keinen Kontakt, keine innere Verbindung zu ihr. Ihre kurdische Klientin, Frau Ö., saß starr am Küchentisch, als sie Frau K. empfing. Ihr Blick wirkte leer, sie schaute ihre Besucherin nicht an, äußerte einige höfliche Floskeln, ihr Atem war flach und angestrengt. Frau K. dachte erst, sie hätte etwas falsch gemacht. Dann führte sie dies auf die möglichen kulturellen Unterschiede zurück. Gebot es vielleicht der Respekt vor ihr, dass Frau Ö. den Blick gesenkt hielt? Doch als sie genauer hinschaute und sich darauf einließ, wie sie die Begegnung erlebte, spürte sie, was dieser Frau und ihrer Familie widerfahren war, auch wenn sie nichts Genaues wusste, sondern nur vermuten konnte, dass es schlimme Erfahrungen waren, die diese Familie auf der sechs Monate langen Flucht erlebt hatte.

Eine Erstarrung kann unterschiedliche Formen haben, körperliche Erstarrung und seelische Erstarrung sind nicht voneinander zu trennen. Fast immer hat die Erstarrung zur Folge, dass Kontaktmöglichkeiten mit Kindern und anderen Familienangehörigen sehr eingeschränkt sind, dass es den Menschen buchstäblich »die Sprache verschlagen« hat, dass sie sich nur noch sehr eingeschränkt zeigen und kaum mitteilen können.

Seelische Minen

In eine existenziell bedrohliche Situation zu geraten, ist nervlich extrem aufregend. Und so wird es nicht erstaunen, dass ein erhöhtes Erregungsniveau gerade auch bei Flüchtlingen eine Folge von traumatischen Erfahrungen ist.

Die Erregungsverläufe der Menschen sind individuell unterschiedlich. Manche sind z. B. eher ruhige »Gesellen«, andere schnell »auf 180« oder befinden sich zumindest auf einem höheren Erregungsniveau als die meisten anderen. Bei einer traumatischen Erfahrung schießt nun die Erregung in die Höhe, ganz gleich von welchem Niveau ausgehend. Das vegetative System schaltet in einen Alarmzustand als Versuch, alle Abwehrkräfte zu mobilisieren, um eine Bedrohung abzuwenden. Doch die Meereswellen, die um das Schlauchboot branden, sind durch erhöhte Erregung genauso wenig abzuwehren wie Schüsse oder Bomben. Deswegen gehört zu den Folgen traumatischen Erlebens sehr oft, dass die Menschen nach Erfahrungen der Wirkungslosigkeit eines Alarmzustandes auf einem erhöhten Erregungsniveau bleiben. Sicherlich können Trost und Schutz in der Zeit unmittelbar nach der traumatischen Erfahrung die Erregung dämpfen und die Menschen wieder »herunterfahren«. Doch wer von den Flüchtlingen bekommt schon Trost und Hilfe, Parteilichkeit und Wärme?! Vor allem, da der traumatische Prozess für die meisten Flüchtlinge sehr lange dauert und sich durch viele Stationen zieht, führt das dazu, dass sich das erhöhte Erregungsniveau bedauerlicherweise festigt.

Muhammed erzählt: »Ich bin jetzt 30 und fühle mich wie 60. Immer bin ich müde. Wenn ich in den Spiegel schaue, erkenne ich mich nicht wieder. Hier in Deutschland müsste ich doch eigentlich zur Ruhe kommen, aber ich bin immer aufgeregt. Und ich kann nicht schlafen. Den ganzen Tag bin ich müde. Dann kippe ich abends oft einfach um und falle in den Schlaf, wie ohnmächtig. Doch nach zwei Stunden bin ich wieder wach, und mir geht alles im Kopf herum. Und dann schlafe ich nicht mehr ein. Ich denke, ich bin krank im Kopf.«

Bei vielen Flüchtlingen sind es die Ängste, die Bilder von Katastrophen-Situationen, die sie nicht einschlafen lassen, bei anderen wie hier bei Muhammed die allgemeine extreme Anspannung, die den nötigen Schlaf verhindert. Nicht wenige Menschen, die mit Flüchtlingen zu tun haben (und letztlich auch die Flüchtlinge selbst) bringen diese chronifizierte Hocherregung nicht in Verbindung mit den traumatischen Erfahrungen. Unruhe, extreme Anspannung und Aufgeregtheit gehören zum Alltag.

Bei manchen traumatisierten Flüchtlingen explodiert die Hocherregung.

Alissa, 11 Jahre, wurde oft ermahnt, andere nicht zu stören. Manchmal war sie so aufgeregt, dass sie sich »nicht mehr einkriegte«. Sie merkte dann selbst, dass sie kaum noch reden konnte, dass sie kaum noch mitbekam, was die anderen sagten. Sie war nicht mehr aufgeregt, sie war nur noch Erregung. Ihre Anspannung und Aufregung steigerten sich extrem, und es wurde für alle schwierig. Sie selbst explodierte dann, zerstörte Dinge oder schrie – und erinnerte sich später kaum noch daran. Nur ein tiefes Schamgefühl blieb ihr erhalten und quälte sie.

In der Innenwelt von Alissa tobt ein Vulkan. Die extreme Anspannung findet keinen Weg nach außen. Nur manchmal, bei gelegentlichen Vulkanausbrüchen. Nicht nur Waffen-Minen können explodieren, auch seelische Minen. Und damit sind wir beim nächsten Phänomen, bei der Aggressivität.

Aggressive und Friedfertige

Wenn Menschen, um zunächst am Beispiel Alissas anzuknüpfen, »explodieren«, dann erscheint es Außenstehenden meistens so, als käme die Explosion »aus heiterem Himmel«. Für die Menschen selbst ist der Himmel, so wie sie ihn hier auf Erden erleben mussten, jedoch alles andere als heiter. Unabhängig davon, ob ihnen das bewusst ist oder noch nicht, hat sich der Zustand der extremen Erregung schon länger in ihnen eingenistet. Die »Explosion« ist nur eine Folge dessen.

Wenn Menschen über längere Zeit sehr »geladen« sind, dann kann ein wenig zusätzlicher Stress dazu führen, dass der Zustand nicht mehr auszuhalten ist und sich in Tobsuchtsanfällen, Schlägen oder anderen aggressiven Ausrastern entlädt. Das ist dann der berühmte Tropfen, der das Fass zum

Überlaufen bringt, der Stress, der für sich genommen keine aggressiven Ausbrüche hervorrufen würde, aber wegen des erhöhten Erregungsniveaus dazu führt. Wenn ein Seil extrem stark gespannt ist, dann reicht es manchmal, dass sich eine Fliege daraufsetzt, um es zerreißen zu lassen. Und, um in diesem Bild zu bleiben, richtet sich dann die Aggressivität gegen die Fliege und nicht gegen diejenigen, die das Seil gespannt haben, also gegen die Verantwortlichen des traumatisierenden Unglücks.

Eine weitere Quelle aggressiver Ausbrüche kann darin liegen, dass über einen langen Zeitraum immer wieder die gleichen Erfahrungen gemacht wurden. Dass nur Kraft zum Überleben zählt, dass nur Stärke akzeptiert wird, dass Menschen anscheinend ausschließlich die Wahl haben, Opfer oder Täter zu sein. Viele schlagen sich dann auf die Seite der Täter, und »Opfer« wird für sie zum Schimpfwort. Wer wiederholt und lange Verrohungen ausgesetzt ist, kann dazu neigen, selbst zu verrohen. Doch die meisten Menschen, die aggressiv wirken bzw. sich aggressiv verhalten, sind zu Mitgefühl und Solidarität mit anderen fähig, selbst dann noch, wenn sie zu der Überzeugung gekommen sind, dass sie sich beides nicht leisten können. Wer mitfühlt, »verliert«, scheint ein Verlierer zu sein.

Für Ali war Schwäche eine Beleidigung, und Menschen, die in seinen Augen Schwäche zeigten, beschimpfte er als Opfer. Oben oder unten, Macht oder Ohnmacht. Etwas anderes gab es für Ali nicht. Er versuchte, Mitschülerinnen und Mitschüler, sogar Lehrerinnen und Lehrer zu kontrollieren. Wenn er auf Widerstände stieß, drohte er Prügel an oder schlug gleich zu. Ali hatte auf der Flucht seinen jüngeren Bruder verloren, der durch eine Minenexplosion umgekommen war. Er hatte erlebt, dass auf der Flucht nur das Recht des Stärkeren galt, und er wollte unbedingt zu den Stärkeren zählen, um nicht unterzugehen, um niemals mehr fliehen zu müssen, um nicht auch das Schicksal seines Bruders erleiden zu müssen. Er hatte Scham- und Schuldgefühle, dass er seinen Bruder nicht beschützen konnte. Diese verstärkten seinen Drang, sich nie mehr als Opfer fühlen zu wollen.

Auf der anderen Seite gibt es allerdings auch Menschen, die das Kämpfen völlig verlernt und ganz aus ihrem Leben gestrichen haben. Vielleicht haben sie sich – bewusst oder unbewusst – geschworen, nie so zu werden wie die Täter/innen, die ihnen Schreckliches angetan haben. Vielleicht haben sie sich in ein Lebensgefühl der Ohnmacht zurückgezogen und wissen keinen Ausweg mehr. Vielleicht haben sie resigniert.

Sarah ließ im Kindergarten alles mit sich machen. Sie hatte wache Augen, las und spielte gerne, leise für sich, aber sehr intensiv. Doch wenn jemand aggressiv wurde, erstarrte sie und ergab sich dem, was um sie herum geschah. Fast so, als wäre sie gar nicht da. Wenn ihr jemand etwas wegnahm, dann ließ sie es geschehen, verteidigte es nicht und beschwerte sich nicht. Sie erduldete es einfach.

Auch ein solches Verhalten kann in massiven Erfahrungen traumatisierender Gewalt wurzeln. Die einen kommen nicht mehr aus der Aggressivität heraus, für die anderen ist jede Aggressivität, selbst aus Notwehr, zu einer unmöglichen

Regung, zu einem No-Go in ihrem Leben und Erleben geworden. Auch wenn diese Menschen nicht auffällig sind, so hat ihre innere Not doch ein enormes Ausmaß. Dieses Phänomen sollte nicht aus dem Blick geraten.

Lernblockaden

Zumeist lernen Flüchtlingskinder schnell Deutsch. Sie lernen durch Unterricht, durch Kontakt mit deutschsprachigen Kindern, sie lernen durch das Fernsehen und durch vieles andere mehr. Oft werden Kinder nach relativ kurzer Zeit zu Dolmetschern für ihre Familie.

Doch manchmal werden massive Lernblockaden sichtbar.

Als Farid in die Schulklasse kam, war er neugierig und hörte allem zu, was ihm geboten wurde. Doch es schien, dass er Schwierigkeiten damit hatte, das Neue aufzunehmen und irgendwie in sein Leben, in seine Welt zu integrieren. Er wirkte oft wie ein Exot, der sich in einer fremden Welt zurechtfinden musste. Farid behielt keine deutschen Worte, er schien sich nicht zu bemühen, deutsch zu sprechen, und wenn er es manchmal dann doch versuchte, gelang es ihm nicht. Oft wirkte sein Blick abwesend, so, als wäre er »nicht ganz da«, wie eine Lehrerin meinte. Farid war verstört.

Doch wenn die Klasse malte, zeigte er einen Eifer und eine Aufmerksamkeit, die alle verblüfften. Mit großer Entschiedenheit griff er sich die Stifte und Farben, vertiefte sich und malte ein Kriegsbild nach dem anderen ...

Manche Kinder – und das gilt nicht nur für Flüchtlingskinder – sind voll von Schreckenserfahrungen und schrecklichen Bildern. Sie sind »so voll«, dass nichts Neues hineinpasst, so sehr sie sich auch darum bemühen. Sie haben Lernblockaden und können ihrem Interesse und ihrer Neugier nicht folgen. Sie brauchen erst einmal Entlastung von dem, was in ihnen ist, was sie aufwühlt und »voll« macht. Malen und andere kreative Tätigkeiten sind Möglichkeiten, Schreckensbilder zumindest ein wenig loszuwerden, sie auf Papier zu bringen oder ihnen in Skulpturen Gestalt zu verleihen. Damit ist jedoch der Schrecken nicht verschwunden, aber der Druck und die Kraft des Schreckens werden geringer. So kann schließlich Neues in die Kinder hineingelangen, so können sie deutsche Sprachkenntnisse aufnehmen und anwenden. Oft führt der Weg zum Erlernen der deutschen Sprache bei stark traumatisierten Kindern und Jugendlichen über trauma-sensible Entlastungs- und Stärkungsangebote. Wie diese aussehen können, beschreiben wir später.

Wenn der Hubschrauber kommt

Zum traumatischen Prozess gehört, dass sich die existenziell bedrohlichen Erfahrungen in Gehirn und Körper gleichsam »festsetzen«. Es ist ein Überlebensmechanismus, dass sich Menschen, ohne es kontrollieren zu können, an extreme Situationen erinnern, wenn diese sie erneut bedrohen könnten. Dazu funktioniert im Gehirn ein spezielles Trauma-Gedächtnis, das über Ähnlichkeiten arbeitet. Das Donnern eines Sommergewitters hört sich zum Beispiel ähnlich an wie die Explosion einer Bombe oder die Geräusche eines Artilleriebeschusses. Wenn der traumatisierte Mensch dies hört, zuckt er unwillkürlich zusammen, bekommt Angst und sucht Schutz. Das Donnern des Gewitters etwa ist dann ein »Trigger«, ein Auslöser für die Wiederbelebung des Traumas. Solche Trigger gibt es unendlich viele.

Ein ganz alltäglicher Vormittag im Kindergarten: Alle Kinder spielen, es ist ruhig und friedlich. Da fliegt ein Rettungshubschrauber zum benachbarten Krankenhaus, und mehrere Flüchtlingskinder verstecken sich sofort unter den Tischen. Zwei erstarren, ein weiteres beginnt zu schreien und hält sich gleichzeitig die Ohren zu. Für die Kinder sind Hubschraubergeräusche ein Trigger, dass Tod und Verderben drohen, dass jeden Moment Bomben oder Schüsse fallen können.

Solche Trigger sind nie ganz zu vermeiden. Verzichten kann man z. B. auf eine Klebepistole, weil einige Flüchtlingskinder im Kindergarten vor ihr Angst haben und sie mit einer richtigen Pistole verwechseln.

Sie werden nicht in der Lage sein, alles zu erkennen, was bei Flüchtlingskindern und Erwachsenen als Trauma-Trigger wirken könnte. Es kann auch »nur« ein Blick sein, der an die Augen eines Soldaten erinnert, es kann ebenso Ihre fürsorgliche Berührung sein, die an ein überfallartiges Ergriffenwerden während der Flucht erinnert oder das Empfinden der Schutzlosigkeit, das plötzlich beim Einschlummern in der U-Bahn einen Menschen hochschrecken lässt. Da ist die Frau, die sich weigert, in eine Badewanne zu steigen, weil sie vor den Geräuschen des schwappenden Wassers nach den Erfahrungen auf dem Mittelmeer panische Angst bekommt.

Wesentlich ist, dass Sie im Umgang mit Flüchtlingen sensibel für diese Trigger sind und verstehen, dass es sich um etwas handelt, das ein traumatisches Erleben in eine aktuelle Situation zurückholen kann. Die betroffenen Menschen sind weder »verrückt«, noch wollen sie Sie oder andere »ärgern«. Sie sind in Not ...

Krieg in der Spielecke

Der Weg aller Kinder in das Leben führt über das Spielen. Sie spielen, was sie erfahren, sie spielen, was ihnen bevorsteht, sie spielen, was sie erlebt haben. Das ist ihre Art, sich in die Welt zu begeben, Erfahrungen spielerisch auszuprobieren, um damit auch das, was ihnen geschehen ist, zu bewältigen. Von daher ist klar, dass auch traumatisierende Erfahrungen sich im Spiel wiederfinden.

Admir und Zahid verstanden sich eigentlich recht gut. Sie spielten oft miteinander. Nur wenn es Meinungsverschiedenheiten gab, zum Beispiel darüber, wer einen Wettkampf gewonnen hatte oder wer zuerst mit einem neuen Spielzeug spielen durfte, kam es zum Konflikt. Und Konflikt, das hieß Kampf bis aufs Messer, so schien es zumindest den Erzieherinnen. Admir kam aus Afghanistan, Zahid aus dem Irak. Wenn es Konflikte gab, beschimpften sie sich auf Arabisch und Pashtu und gingen aufeinander los. Sie benutzten dabei alles, was ihnen in Griffweite kam, waren blind und taub gegenüber allen Ermahnungen und den Ängsten anderer Kinder.

Ein solches Verhalten mag Ausdruck eines Erziehungsstils aus einem anderen Kulturkreis sein, vielleicht auch das Ergebnis männlicher Vorbilder, die dem Recht des Stärkeren folgen. Doch oft ist solches Verhalten, wie hier der »Kriegsausbruch« zwischen Admir und Zahid, schlicht Ausdruck traumatischer Erfahrungen. Diese Kinder haben im Heimatland und auf der Flucht erlebt, dass sie und vor allem die Erwachsenen entweder Opfer waren oder die Stärkeren, die überlebten. Also versuchten sie, die Stärkeren zu werden. Diese Kinder haben oft keinen anderen Weg als den Kampf kennengelernt. Sie müssen mühsam und geduldig durch neue Erfahrungen lernen, welche anderen Möglichkeiten des Austragens von Konflikten es gibt. Dafür ist das Spielen ein wirkungsvolles Lernfeld.

»I'm so crazy«

Eine häufige Situation, die überall geschehen könnte:
Ein Mitarbeiter der Behörde erklärt dem Flüchtling, was er tun muss: »Sie gehen jetzt in das Zimmer 13A. Dort bekommen Sie einen Fragebogen. Den füllen Sie aus, mit Hilfe Ihres Dolmetschers. Und den geben Sie dann wieder in Zimmer 13A ab. Und danach kommen Sie mit dem Durchschlag wieder zu mir.«
Der Dolmetscher übersetzt.
Der Flüchtling schaut fragend, verwirrt, von einem zum anderen und zuckt mit den Achseln.
Der Mitarbeiter erklärt das Gleiche noch einmal. Der Dolmetscher übersetzt noch einmal, doch der Flüchtling versteht wieder nicht. Er fragt: »Was soll ich tun?« Nun spricht der Mitarbeiter der Behörde nur noch mit dem

Dolmetscher: »Gehen Sie mit ihm und erledigen das.« Der Flüchtling schaut verwirrt und ist verstört.

Abgesehen davon, dass bürokratische Abläufe für Hilfesuchende oft unverständlich sind, begegnen wir einer solch starken Verwirrung häufig bei Flüchtlingen. Sie, die vor der Flucht klar und eindeutig, klug und offen waren, sind nun »durcheinander«. Doch das ist selbstverständlich nicht eine Folge von Sprachschwierigkeiten oder mangelnder Intelligenz, sondern in den meisten Fällen ebenfalls eine Folge traumatischer Erfahrungen. Erst recht in der direkt anschließenden Zeit und erst recht, wenn diese von Abhängigkeit bestimmt ist: Der gesamte traumatische Prozess, in dem sich Flüchtlinge befinden, löst alte Ordnungen auf, alte Gewissheiten gehen verloren und Klarheiten verwirren sich. Das alles muss zwangsweise zu einem gestörten Verhalten führen. Vielen Flüchtlingen gelingt es mit großen Anstrengungen, sich zu klarem und eindeutigem Verhalten zu zwingen. Doch auch bei ihnen lauert die Verwirrung im Hintergrund.

Eine Flüchtlingsfrau aus Syrien kauft im Supermarkt Waschmittel und einige Lebensmittel. Als sie sich an der Kasse anstellt, fällt ihr ein, dass sie den Tee vergessen hat. Sie kehrt um, legt den Tee in ihren Einkaufswagen und stellt sich wieder an. Auf dem Weg murmelt sie leise, mit sich schimpfend, vor sich hin. Dann, wieder in der Warteschlange, kurz bevor sie an der Kasse an die Reihe kommt, erinnert sie sich, dass sie für ihre Kinder unbedingt die billigen Malstifte mitbringen möchte, die es dort im Angebot gibt. Wieder kehrt sie um und wieder schimpft sie vor sich hin, doch dieses Mal lauter: »I'm so crazy! I'm so crazy!«

Das hören wir von vielen Flüchtlingen, gleich welchen Alters, gleich welchen Herkunftslandes, egal ob Mann oder Frau: Sie halten sich für »ver-rückt«. Die Folgen des Traumas mit all der Verwirrung versuchen sie, in den Griff zu bekommen. Aber wenn dies nicht gelingt, betrachten sie es als psychischen Schaden, als Verrücktheit. Wir dürfen niemals vergessen, dass es die Lebensumwelt der Flüchtlinge ist, die aus den Fugen geraten ist. Sie haben Ver-rücktes und Ver-rückendes erlebt.

Die Angstflut

Wie jedes Gefühl hat die Angst einen Sinn. Wenn wir eine Straße überqueren möchten und Angst haben, von den vorbeirasenden Autos überfahren zu werden, dann ist die Angst nützlich, weil sie uns davon abhält, einfach über die Straße zu laufen. Angst schützt. Angst schützt uns z. B. auch davor, ins Feuer zu greifen. Sie schützt davor, dass wir Menschen uns Gefahren aussetzen, denen wir nicht gewachsen sind. Wenn wir aber traumatischen Erfahrungen ausgesetzt sind, in denen wir uns hilflos und ausgeliefert fühlen, verliert die Angst ihre Schutzfunktion. Sie kann uns nicht vor (beispielsweise sexuellen) Gewalterfahrungen, Erniedrigungen und Demütigungen retten. Die Angst verselbstständigt sich und nistet sich dauerhaft in uns ein.

Doch die Flüchtlinge in ihrem traumatischen Prozess waren Situationen ausgesetzt, in denen die Angst ihre Schutzfunktion nicht wirken lassen konnte. Wer sich auf einem Schlauchboot im Mittelmeer befindet und Angst, panische Angst, bekommt, hat keine Möglichkeiten Gefahren zu vermeiden. Wer sich im Kriegsgebiet aufhält und Schüssen und

Bomben ausgesetzt ist, den kann die Angst nicht schützen. Wer Angst hat, in der Kälte zu erfrieren, aber keine wärmenden Unterkünfte in Reichweite weiß, dem verhilft die Angst ebenso nicht. Flüchtlinge in ihrem traumatischen Erleben waren und sind Situationen ausgesetzt, die sie nicht meistern können, Situationen, die ihnen auf der einen Seite enorme Angst bereiten, die aber auf der anderen Seite keine Möglichkeiten eröffnen, der Angst entsprechend Schutz zu suchen und Sicherheit anzustreben.

Diese Erfahrungen sind der Hintergrund dafür, dass sich bei vielen Flüchtlingen Ängste verselbstständigen. Sie treten in der Zeit nach der Flucht ohne besonderen oder nachvollziehbaren Anlass auf oder werden so stark bzw. immer stärker, dass sie wie eine Flut wirken, immer stärker.

Einige Beispiele:

Frau Hashim stammt aus dem Sudan und lebt nun in Wiesbaden. Sie hat Angst, das Haus zu verlassen. Sie weiß, dass sie einkaufen muss, dass sie für ihre Familie und sich sorgen muss. Sie will das auch, aber immer, wenn sie zur Tür geht, überfällt sie eine panische Angst. Sie weiß nicht, was sie draußen erwartet. Sie befürchtet Schlimmes, ja, sie ist sicher, dass nur Schlimmes geschehen kann. Und deswegen bleibt sie in der Wohnung. Sie schämt sich dafür, schimpft mit sich, doch sie kann ihre Angst nicht überwinden.

Manche Flüchtlinge erleben und leben das Gegenteil. Bei ihnen ist nicht die Angst wegzugehen vorherrschend, sondern die Angst, sich niederzulassen.

Ivo O. ist seit fast 20 Jahren in Deutschland. Er kam als Flüchtling vor den Bürgerkriegen im damaligen Jugoslawien, verlor Familienangehörige in brutalen Massakern und konnte sich als junger Mann gerade noch retten. Er ist als politischer Flüchtling anerkannt, doch seine innere Unruhe treibt ihn immer weiter. Er kann sich nirgendwo niederlassen. Länger als ein halbes Jahr hält er es nie an einem Ort aus, dann zieht er weiter. Er wechselt sogar oft die Arbeitsplätze, als würde die Flucht immer noch andauern. Er wechselt die Beziehungen wie die Orte. Wenn er eine neue Wohnung bezieht, packt er gar nicht erst alle Kisten aus. Ivo O. ist immer »auf dem Sprung«.

Gerade Flüchtlingskinder werden oft von maßloser Angst überflutet. Bei ihnen kommt ein weiterer Faktor hinzu: Kinder sind besonders empfänglich für Stimmungen. Sie spüren z. B. die Ängste der Eltern vor und während der Flucht und nehmen sie in sich auf. Das verstärkt die eigene kindliche Angst. So können die Ängste anderer später der Auslöser für Angstattacken werden.

Anahit ist 6 Jahre alt und spielt in einer Stärkungsgruppe für Flüchtlingskinder. Heute sind vier Kinder erstmalig dabei, die schlimme Fluchterfahrungen hinter sich haben. Plötzlich beginnt Anahit zu schreien. Sie zittert am ganzen Körper. Eine der beiden Gruppenleiterinnen nimmt sie in den Arm und hält sie tröstend fest, was Anahit gerne zulässt. Anahit beruhigt sich.

Offenbar hat das Mädchen die Atmosphäre der Angst gespürt, die durch die Neuankömmlinge hervorgerufen wurde und die eigene Angst verstärkt hat. Das hat in ihr eine Angstattacke hervorgerufen.

An dieser Stelle möchten wir kurz zurückkommen auf die Sprachlosigkeit mancher Flüchtlinge. Manchmal entspringt diese auch der Tatsache, dass es in ihren Heimatländern verboten bzw. lebensgefährlich war, frei heraus zu reden. Eltern haben sich nicht nur selbst ein Redeverbot auferlegen müssen, sondern mussten darüber hinaus den Kindern einschärfen, ja nicht zu erzählen, was in der Familie beredet wurde. Auch auf der Flucht haben viele Situationen erlebt, in denen sie schweigen mussten, in denen es lebensgefährlich war, sich durch Geräusche, Worte, Laute bemerkbar zu machen. Das führte oft dazu, dass Menschen gar nicht mehr sprachen, stumm wurden – und dabei dann auch blieben. Die Angst zu sprechen behielt ihre Macht.

Die Angst kann auch Gesichter zeigen, hinter denen sie oft gar nicht vermutet wird. Zum Beispiel:

Kito F. floh vor den Massenmorden in Ruanda. Er spricht mittlerweile gut Deutsch, fließend Englisch sowieso, und arbeitet in der internationalen Abteilung eines großen Rundfunksenders. Er nimmt dort die Übersetzungen vor und produziert selbst kleine Beiträge als Unterstützung für seinen Chefredakteur. Aufgrund seiner erfolgreichen Arbeit schlägt man ihm vor, selbst einen frei werdenden Redakteursposten zu besetzen und damit unter seinem eigenen Namen Beiträge zu veröffentlichen. Er lehnt ab. Bei seinen Vorgesetzten stößt dies auf Unverständnis. Er wird nach Gründen gefragt, kann sie selbst nicht nennen. Er hat Angst. Schlicht und einfach Angst.

Dieses Verhalten kennen wir von vielen Flüchtlingen, egal welcher Generation und Nationalität. Wir bezeichnen das als Angst vor dem Erfolg oder als Stellvertretersyndrom. Viele Menschen, die aus Ländern mit politischen Verfolgungen und Kriegen geflohen sind, haben Angst, sich selbst »zu zeigen«. – »Steck den Kopf nicht zu weit raus, sonst wird er dir abgeschlagen«, dieses alte Sprichwort hat für viele Flüchtlinge Gültigkeit. Das führt zu der Angst, auch in sicheren Situationen Erfolg zu haben, ein »erfolgreicher« Mensch zu sein – denn das könnte ja gefährlich sein. Die Erfahrung, dass diejenigen, die sich »zeigen«, die ersten sind, die verhaftet oder ermordet werden, steckt »in den Knochen«, ist »einverleibt« und gipfelt in der steten Angst vor Erfolg.

Schuldgefühle ohne Schuld

Viele Flüchtlinge leiden unter Schuldgefühlen, die für andere Menschen kaum nachvollziehbar sind.

Verständlich sind die Schuldgefühle dieser Beispiel-Familie:

Familie Ö. ist aus dem Irak geflohen. Als Christen waren sie dort Verfolgungen ausgesetzt. Im Grenzgebiet zur Türkei versteckten sie sich eines Nachts in einer Höhle in der Nähe eines Dorfes. Ihre fünfjährige Tochter Malika spielte in der Umgebung vor der Höhle und entfernte sich ca. 10 Meter. Dabei trat sie auf eine Mine und starb.

Die Familie war untröstlich und erschüttert. Sie setzte die Flucht fort, doch vor ihren Schuldgefühlen konnte sie nicht fliehen. Die Mutter warf sich vor, Malika nicht genug beaufsichtigt zu haben, überhaupt erlaubt zu haben, vor der Höhle zu spielen. Der Bruder meinte »Hätte ich doch mehr auf meine Schwester aufgepasst.« Der Vater warf sich vor, überhaupt geflohen zu sein und diesen Weg eingeschlagen zu haben.

Dass Schuldgefühle in Familien, die ein Familienmitglied verlieren, die Menschen überwältigen, ja zerfressen können und maßlos wirken, ist nachvollziehbar. Doch in diesem Beispiel übersteigt das Schuldgefühl jedes Maß. Nicht die Familie Ö. war es, die die Mine dort platziert hat. Die Familie Ö. ist Opfer, wie Malika Opfer ist. Diese Tatsache wird jedoch von den Schuldgefühlen überlagert.

Sehr häufig begegnen wir Schuldgefühlen ohne Schuld:

Safa hat sich allein auf den Weg gemacht nach Schweden. Sie wollte dort zu Verwandten und begab sich, sechzehnjährig, auf die Flucht. Sie wurde zwei Mal vergewaltigt, einmal von einem Grenzpolizisten und ein Mal von einem anderen Flüchtling. Nun ist sie in Deutschland in einem Flüchtlingsheim und wartet darauf, dass sie nach Schweden weiter kann. Sie ist auf der einen Seite immer noch kraftvoll und mutig, den Weg nach Schweden zu finden, auf der anderen Seite niedergeschlagen und leider voller Schuldgefühle. Sie fühlt sich schuldig, dass sie vergewaltigt wurde. Sie macht sich Vorwürfe, dass sie das nicht verhindern konnte. Sie fühlt sich erniedrigt.

Wir müssen zwischen Schuld und Schuldgefühlen unterscheiden. Es gibt Schuld ohne Schuldgefühle. Viele Täter haben Schuld auf sich geladen, kennen aber keine Schuldgefühle. Und dann gibt es Schuldgefühle ohne Schuld, denen wir vor allem bei den Opfern von Gewalttaten begegnen. Wie im Beispiel oben können selbst vergewaltigte Frauen Schuldgefühle haben, ebenso wie Kinder, die den Holocaust überlebt haben. Wir begegnen Schuldgefühlen ohne Schuld bei den Menschen, die sich z. B. aus Ruanda retten konnten, ebenso wie bei denjenigen, die im Unterschied zu anderen Flüchtlingen die Fahrt über das Mittelmeer überlebt haben. Über diese Schuldgefühle ohne Schuld wird leider wenig gesprochen. Sie gehören wie die Schamgefühle, mit denen sie innig verbunden sind, zum Intimsten eines Menschen. Allzu oft verstecken sie sich im traumatisierten Menschen selbst und entwickeln dann vor allem nachts ihr Eigenleben und können Menschen von innen auszehren.

Es ist wichtig, dass Menschen, die traumatisierte Flüchtlinge begleiten, wissen, dass es diese Schuldgefühle gibt und dass sie Partei ergreifen für die Opfer und damit gegen die Täter. Diese Schuldgefühle bleiben, da sie mit tiefen Erschütterungen verbunden sind, unserer Erfahrung nach lebenslange Begleiter. Aber sie können entscheidend an Kraft verlieren, wenn ein Mensch sie in das leidvolle Geschehen einordnen kann, für das er keine Verantwortung trägt. Es ist wichtig, dass wir die einzelnen Menschen in dieser Einordnung konsequent und immer wieder unterstützen. Auch wenn wir wo immer es möglich ist, Stellung gegen Entwürdigung und Gewalt beziehen, mindert das die Macht der Schuldgefühle. Menschen, die an Schuldgefühlen ohne Schuld leiden, müssen immer wieder hören: »Sie sind nicht schuld!«

Bloß nicht trauern

Sie begegnen vielleicht auch Flüchtlingen, die tieftraurig sind. Überwiegend aber werden Sie Menschen begegnen, die ihre Trauer und Traurigkeit nicht zeigen, vielleicht nicht einmal fühlen. Die Menschen haben die Angst, dass sie, wenn sie die Trauer zulassen, sich in dieser Schwäche verlieren.

Um diesen Zusammenhang zu verstehen, ist es wichtig, sich mit dem Trauergefühl etwas genauer zu beschäftigen. Trauern ist das Gefühl des Loslassens. Wenn wir etwas verlieren – unsere Heimat, einen Menschen, eine besondere Fähigkeit – dann ist Trauer das Gefühl, das uns hilft, diesen Prozess des Loslassens zu bewältigen. Flüchtlinge haben sehr viel losgelassen und müssen weiterhin viel loslassen.

Aishe erzählt: »Ich vermisse am meisten den Olivenbaum neben der Terrasse unseres Häuschens. Ich habe selber mitgeholfen, diese kleine Terrasse zu bauen und bin traurig, dass ich sie und die Ebene vor der Terrasse nun nicht mehr sehen kann. Ich sehne mich danach, das Grab meines Vaters besuchen zu können. Ich vermisse meine Verwandten. Vor allem meine Tante …«

Auf der Flucht und im gesamten traumatischen Prozess haben Flüchtlinge zumeist keine Gelegenheit, ihrer Trauer Raum zu geben. Denn dies bedarf eines Innehaltens und auch einer verständnisvollen Gemeinschaft, dass es tröstende Worte gibt, dass Tränen fließen können und es Menschen gibt, die zuhören und die Trauer teilen. Im Kampf um das Überleben, um das Ankommen, des Sich-neu-Einrichtens in der neuen Heimat ist dazu fast immer zu wenig Gelegenheit.

Dann, wenn die Sicherheit größer wird, wenn die Lebensbedingungen stabiler und geordneter werden, wäre eigentlich Platz zum Trauern, doch dann gelingt es vielen nicht mehr. Die Trauer ist konsequent aus dem Erleben des Menschen weggedrängt oder scheint so groß zu sein, dass die Person fürchtet, im Meer der Tränen zu ertrinken.

Doch ganz verschwindet die Trauer selten. Sie bleibt im Hintergrund und begleitet die Menschen. Manchmal zeigt sie sich in einer gewissen Melancholie, in einer zehrenden Traurigkeit, in einem ständigen Blick in die Vergangenheit und auch im Idealisieren der alten Heimat. Nicht selten bricht sie aber ganz plötzlich auch hervor. Und das ist gut so, weil sie zumindest dem Druck, den die unterdrückte Trauer ausübt, einen Ausweg ermöglicht.

Selbstverunsicherung

Traumatische Erfahrungen führen, ganz gleich, ob ein Mensch geflohen ist oder nicht, zu einer starken Verunsicherung. Wenn diese Menschen sich in eine Therapie begeben, führen sie als Gründe Selbstzweifel und grundlegende Selbstverunsicherung an, nicht aber die traumatische Erfahrung. Diese wird erst nach einiger Zeit der Vertrauensbildung zwischen Therapeut und Patient Thema, und es braucht ebenso einige Zeit, bis die Verbindung zwischen dem Trauma und den grundlegenden Selbstzweifeln für die betroffenen Menschen sichtbar wird. Das gilt für Flüchtlinge wie für andere Menschen, die traumatische Erfahrungen erleben mussten. In jedem Fall ist der Mangel an Selbstwertgefühl und Selbstsicherheit auch bei den meisten Flüchtlingen ein großes Thema.

Ali brauchte ein Dreivierteljahr für seinen weiten Weg von Afghanistan bis nach Frankfurt am Main. Er lebte als Angehöriger eines Stammes, der als Minderheit in einem Paschtunengebiet siedelt. Er hatte sich geweigert, für die Taliban zu kämpfen, die ihn ohnehin schon misstrauisch im Visier hatten. Er wurde verfolgt, gefangen genommen, geschlagen, gefoltert und konnte fliehen und so seiner Hinrichtung entgehen. Über lange Fußmärsche gelang es ihm, durch den Iran, den Irak und die Türkei nach Europa zu gelangen. Dabei durchlebte er immer wieder lebensgefährliche Situationen. Er erzählt: »Auf der Flucht, auf meinem langen Weg, habe ich immer wieder Entscheidungen getroffen, und ich wusste nicht, ob sie richtig waren oder nicht. Aber ich habe mir vertraut, dass mein Instinkt und dass Gott mich führen. Und das war ja auch so: Ich bin hier angekommen in Frankfurt, wo ich hinwollte. Hier wohnen auch zwei Familien aus meinem Dorf, und das ist gut so. Doch seit ich hier bin und mein Asylverfahren läuft, werde ich immer unsicherer. Ich weiß gar nicht mehr, was ich will. Ich zweifele an mir. Ich weiß nicht, ob ich dieses oder jenes tun soll. Manchmal weiß ich nicht einmal mehr, was ich essen möchte. Ich kann mir das gar nicht erklären.«

Wie Ali geht es vielen Flüchtlingen. Die Selbstzweifel und -verunsicherungen treten oft erst dann zutage, wenn die Zeit der akuten Bedrohung vorbei ist. Auf der Flucht wurden Entscheidungen einfach getroffen, dort gab es weder Zeit noch Raum für Zweifel. Nun, wo ein halbwegs sicherer Ort und ein geordneter Rahmen existieren, gelingt es vielen Flüchtlingen nur sehr schwer, eine gewisse Selbstsicherheit zu behalten.

Wer existenziell bedroht wurde und Gewalt erfahren hat oder als Objekt und nicht mehr als Mensch behandelt wurde, ist in der Regel in seinen Grundfesten erschüttert. Die Entmenschlichung, die Würdelosigkeit, die Behandlung als minderwertiger oder wertloser Mensch zweiter Klasse, dem beliebig Gewalt angetan werden darf oder über dessen Leben oder Tod andere entscheiden – all das sind Erfahrungen, die das Selbstwertgefühl zerstören. Wer zum Objekt geworden ist, bekommt häufig Selbstzweifel, die die Person bis zu ihrer Existenzberechtigung infrage stellen. Das Ich-Bewusstsein wird brüchig, so wie der Boden, auf dem der Mensch gestanden hat.

Zwischen den Welten und Kulturen

Flüchtlinge kommen aus anderen Kulturen, die sie nicht freiwillig verlassen haben. Die erzwungene Emigration führt sie in eine Fremde, die nun die neue Heimat werden soll. Viele finden sich sehr lange in einem Dazwischen: zwischen den Kulturen, zwischen den Welten, zwischen den Zugehörigkeiten, zwischen den Mentalitäten ... Traumatische Erfahrungen verstärken diesen Prozess in hohem Maße. In der Fremde tragen Menschen die Erfahrungen ihrer Kultur mit sich, die Sprache, die Gewohnheiten, die Rituale, die Lieder, die Nahrungsmittel und vieles andere mehr. Aber diese alte Kultur, die ihnen selbstverständlich geworden ist, ist von Schrecken überlagert. Die Selbstverständlichkeit wurde durch die erzwungene Migration und die traumatischen Erfahrungen zerstört. Vielen dieser Menschen gelingt es, sich in der neuen Kultur in Deutschland oder in anderen europäischen Ländern neu »einzuhausen«, hier vertraut zu werden und eine neue Selbstverständlichkeit zu entwickeln. Oft wird vieles am Anfang idealisiert, als sei alles besser, als wäre der Schutz, den die neue Heimat bietet, absolut. Doch auch hier machen die Menschen leider allzu häufig negative Erfahrungen: Fremdenfeindlichkeit, Rassismus, Ablehnung und Beschämung am Arbeitsplatz oder in der Nachbarschaft, Streitigkeiten in der Schule oder Demütigungen im Supermarkt. Dann wünschen sich viele wieder die alte Kultur zurück. Aber die ist nicht mehr greifbar, nicht nur, weil sie weit weg verortet ist und nicht mehr so existiert, wie sie einmal war, sondern weil sie mit den traumatischen Schrecken besetzt ist.

Was bleibt also? Es bleibt das Hin- und Herschwanken zwischen den Kulturen. Es bleibt für viele Flüchtlinge, dass sie sich in einem »Niemandsland« zwischen den Welten einrichten. Das gilt wohlgemerkt nicht für alle. Manche bleiben in den alten Gemeinschaften verhaftet und versuchen, zwanghaft Reste der alten Kultur zu bewahren, indem sie sich abkapseln. Andere integrieren sich sehr schnell und streben danach, den Ritualen und Werten, die für sie von der alten Heimat, der alten Kultur bewahrenswert bleiben, einen Platz zu geben. Doch viele bleiben auch in diesem »Niemandsland« gefangen.

Traumahilfe für Flüchtlinge ist immer auch Begleitung bei der Suche nach einer neuen Zugehörigkeit, nach einer neuen Heimat, nach einer neuen Identität – oft nach dem Weg aus dem »Dazwischen«.

Kapitel 2
Was ist ein Trauma?

Sie sind im ersten Kapitel vielen Phänomenen begegnet, in denen sich traumatische Erfahrungen von Flüchtlingen zeigen können. Im folgenden Kapitel wollen wir nach den inneren Zusammenhängen solcher Anzeichen von Traumatisierungen schauen und uns mit dem Trauma und seinen Folgen beschäftigen.

Das Wort Trauma stammt aus dem Altgriechischen und heißt Wunde. So gibt es körperliche Wunden und seelische Wunden. In der Medizin sind Traumata Wunden, die einen Schock hervorrufen und sehr schwerwiegend sind. Auch in der Psychologie werden mit Traumata nicht alle seelischen Verletzungen bezeichnet. Das würde den Begriff inflationär verbreiten und letzten Endes zu dessen Verharmlosung beitragen.

Zwei Kriterien rechtfertigen es, wenn eine seelische Verletzung als Trauma bezeichnet werden kann: zum einen, dass eine Erfahrung als existenzielle Bedrohung erlebt wird und dass sie den Menschen mit dem, was ihm gerade an Bewältigungsmöglichkeiten zur Verfügung steht, überfordert. Traumata erhalten vor allem dadurch Bedeutung, weil sie nachhaltige Wirkungen für das Erleben und Leben der meisten Menschen haben.

Beginnen wir mit der existenziellen Bedrohlichkeit.

Die Wunde, die existenziell bedroht

Viele Flüchtlinge mussten Erfahrungen machen, bei denen es um Leben und Tod ging. Solchen Situationen waren sie im Heimatland, im Gefängnis, durch Folter und Krieg und während der gesamten Flucht ausgesetzt. Wer ein seeuntüchtiges Schlauchboot besteigt und sich auf das Mittelmeer wagt, in der Hoffnung, von irgendwem gerettet zu werden, begibt sich in eine lebensgefährdende Situation. Dass diese Situation auch subjektiv als existenziell bedrohlich erlebt wird und schwerwiegende Wunden in den Menschen hinterlässt, liegt auf der Hand.

Menschen erleiden auch dann seelische Wunden, können also auch traumatisiert sein, wenn sie nicht unmittelbar betroffen sind. Es reicht, wenn sie Zeugen einer existenziell bedrohlichen Situation sind. Erst recht, wenn sie wie viele Flüchtlinge selbst bedroht sind und die Katastrophe, die andere noch drastischer ereilt, miterleben müssen.

Rafik ist neun Jahre alt. Er lebte vor der Flucht in einem Vorort von Aleppo. Das Nachbarhaus wurde bombardiert und völlig zerstört. Er selbst wurde von der Druckwelle in einen Graben geworfen und verletzte sich nur leicht. Als er sich wieder aufrappelte, musste er feststellen, dass die Bewohner des Nachbarhauses getötet worden waren, darunter ein Junge, mit dem er jeden Tag zur Schule gegangen war.

Randa ist 35 Jahre alt und Jesidin. Sie lebte im Nordirak. Vor den heranrückenden IS-Truppen gelang ihr mit ihrer 13-jährigen Tochter und der Familie die Flucht. Bei einem Zwischenstopp erfuhr sie, dass die 14-jährige Freundin ihrer Tochter von IS-Truppen gefangen genommen, verschleppt und mehrfach vergewaltigt worden war und sich danach in ihrer Verzweiflung selbst getötet hatte. Als sie davon hörte, stiegen sofort Bilder in ihr hoch, dass dies auch ihrer Tochter hätte widerfahren können. Randa bekam einen Schreikrampf ...

Selbst wenn die Menschen, von denen wir hier erzählen, nicht auch selbst traumatisierenden Erfahrungen ausgesetzt gewesen wären, sondern sie solche »nur« hätten miterleben müssen, würde diese Zeugenschaft ausreichen, um sie als traumatisiert bzw. co-traumatisiert zu bezeichnen.

Wie genau Co-Traumatisierungen ablaufen, ist neurobiologisch über die Spiegelneuronen annähernd zu erklären, aber noch nicht genau zu beschreiben. Doch sicher ist, dass diesem Phänomen die menschliche Fähigkeit des Mitgefühls zugrunde liegt. Wir Menschen sind dazu in der Lage, uns in andere Menschen hineinzuversetzen und sowohl deren Freude als auch deren Leid als unseres zu empfinden. Freude und Lachen sind ansteckend, aber auch das Leid und der Schrecken.

Betrachten wir nun die zweite Komponente, nämlich die Art und Weise, wie Flüchtlinge ein lebensbedrohliches Ereignis erleben. Zur traumatischen Situation zählt immer auch das Trauma-Erleben, die subjektive Art und Weise, *wie* der einzelne Mensch von den Erfahrungen des traumatischen Ereignisses erschüttert wird. Da gibt es so viele individuelle Unterschiede, wie es einzelne Menschen und auch unterschiedliche Lebenssituationen gibt. Zur traumatischen Situation gehört also, dass das traumatische Ereignis als existenziell bedrohlich *erlebt* wird. Und das ist, wie schon mehrmals erwähnt, unabhängig davon, ob die Menschen selbst unmittelbar bedroht und betroffen waren oder ob sie als Zeugen das traumatische Ereignis mitbekommen haben.

Die Wunde, die überfordert

Traumatische Erfahrungen überfordern – das gilt für Flüchtlinge wie für andere Menschen. Zum Beispiel ist für die meisten Menschen der unfreiwillige Verlust ihres Arbeitsplatzes eine seelische Verletzung, begleitet von einer einschneidenden Veränderung ihrer Lebensumstände, aber er wird sie nicht traumatisieren. Doch es gibt leider auch Menschen, für die eine solche Erfahrung ein Trauma ist. Sie sind in ihren Grundfesten erschüttert, weil ihnen der Arbeitsplatz lebenswichtig ist. Also fühlen sie sich durch den Arbeitsplatzverlust existenziell bedroht und sind mit der Aufgabe überfordert, diesen Verlust zu bewältigen.

Ein Trauma ist also eine Wunde, die eine Person nicht nur existenziell bedroht oder von ihr als bedrohlich erlebt wird, sondern sie auch in ihren Bewältigungsmöglichkeiten überfordert. Das gilt zumindest für die akute Situation, in der diese Erfahrung gemacht wird. Dass Erfahrungen wie Krieg, Schiffskatastrophen, Verfolgung und Vergewaltigung Menschen in ihren Bewältigungsmöglichkeiten überfordern, liegt auf der Hand. Im menschlichen Organismus tritt in einer solchen traumatischen Situation ein Notfallprogramm in Kraft (gesteuert vor allem über die Amygdala, einer Gehirnregion, die sich unserer Kontrolle entzieht), das gleichsam automatische Reaktionen in Gang setzt, bei denen Vernunft und Überlegung keine Rolle mehr spielen, sondern einzig das Überleben zählt. Die Vernunft hat in solchen Momenten keine Bedeutung mehr oder tritt zumindest stark in den Hintergrund. Die möglichen Reaktionen auf lebensbedrohliche Situationen werden in der Psychotraumatologie als *fight or flight* sowie *freeze or fragment* beschrieben.[1]

fight – kämpfen

Der kleine Can hatte sich im Kampfgebiet zwischen IS und kurdischer Bevölkerung drei Tage lang in einem Erdloch versteckt. Er war weggelaufen, als die ersten Schüsse fielen und Granaten einschlugen und war danach für seine Eltern nicht mehr auffindbar. Als die Kampfhandlungen nachließen, suchten und fanden sie ihn. Er hatte, wie er später erzählte, die ganze Zeit versucht, sich die Ohren zuzuhalten, um den Kampflärm nicht mehr wahrnehmen zu müssen. Als seine Verwandten ihn fanden, begrüßte er sie nicht erleichtert, sondern rannte auf sie zu und kämpfte, boxte und schrie dabei verzweifelt …

Der Junge war, selbst als er gerettet wurde, noch im *fight*, im Kampfmodus, in der unwillkürlichen und unkontrollierten Verhaltensweise, um sich zu schlagen und gegen die Bedrohung zu kämpfen. Wäre es ihm in der traumatischen Situation möglich gewesen zu kämpfen und hätte ihn das gerettet, so wäre es nicht nötig gewesen, diese archaische Reaktion in sich einzusperren, bis sie sich später austobt. (Immerhin ist er nicht nachhaltig erstarrt, was, wie wir noch aufzeigen werden, zu den folgenschwersten Überlebensstrategien gehört.)

Die menschliche Reaktion des Kämpfens war und ist nützlich, wenn Menschen von anderen Menschen oder Tieren konkret bedroht wurden oder werden. Dann mobilisiert der Körper alle Kräfte, um sich zu wehren, um einen Kampf zu gewinnen. Doch was hilft dieser Kampfmodus, wenn Menschen in lebensbedrohlichen Situationen ohnmächtig sind, wenn sie Bomben und Schüssen ausgeliefert sind, wenn sie vergewaltigt werden, wenn sie keine Chance zum Kampf haben. Und deswegen geht diese gesamte Kampfenergie ins Leere und breitet sich im Inneren aus. Sie kann nicht abflauen, der Mensch kann sich nicht beruhigen. Bei Can war genau das der Fall. Er kämpfte innerlich in seinem Erdloch, sich gleichzeitig vor dem Lärm und den Kriegsgeräuschen schützend, gegen die Feinde, und als er gerettet wurde und seine Verwandten sah, konnte er nur teilweise umschalten: Der Kampfmodus blieb noch einige Zeit bestehen, kam aber nach außen. Er tobte statt im Inneren nach außen und fand seine Erlösung in einem Gegenüber, obwohl das nicht bedrohlich war.

flight – fliehen

Der Gegenpol des Kämpfens ist das Fliehen: *flight*. Bei einem Kampf richtet sich der Mensch nach vorne aus, während er sich beim Fliehen nach hinten wendet. Psychotraumatologisch gesehen gilt hier das Gleiche wie vorher : Können Menschen aus einer existenziell bedrohlichen Situation fliehen und sich dadurch retten, müssen sie nicht in Ohnmacht erstarren. Sie werden diesen Weg der Rettung wahrscheinlich unbewusst als erfolgreiche Überlebensstrategie in ihre Lebenserfahrungen aufnehmen. Auch der kleine Can ist vor den Schüssen und Bomben in ein Erdloch geflohen und hat damit sein Überleben gesichert.

Wir beschreiben hier das Fliehen als eine individuelle Bewältigungsstrategie, mit der Menschen auf traumatische Situationen reagieren. Auch wenn sich die Beispiele auf Flüchtlinge beziehen, so sind diese Reaktionen allgemein menschliche Bewältigungsformen. Gleichwohl gibt es Gemeinsamkeiten zwischen den individuellen und massenhaften Reaktionen, also mit der Flüchtlingsbewegung. Denn fliehen – genau das tun die Hunderttausende Flüchtlinge, die nach Deutschland und Europa kommen. Sie fliehen vor dem Schrecken, sie fliehen vor dem, was übermächtig ist, vor dem, was sie nicht bekämpfen können.

freeze und fragment – erstarren und abspalten

Was geschieht, wenn ein Mensch in einer existenziell bedrohlichen Situation weder kämpfen noch fliehen kann? Er erstarrt, er »friert ein«: *freeze.*

Nesrin war Lehrerin in einer Kleinstadt in Afghanistan. Als diese Kleinstadt für einige Tage von Talibantruppen besetzt wurde, wurde sie vergewaltigt. Sie hatte weder die Chance zu kämpfen noch zu fliehen – sie erstarrte. Sie erlebte sich wie eine Puppe, die teilnahmslos alles über sich ergehen ließ.

Wie Nesrin ging und geht es vielen Menschen, Frauen und Mädchen wie Jungen, Kindern und Jugendlichen wie Erwachsenen, die sexuelle Gewalt erfahren müssen. Sie können sich nicht wehren und nicht fliehen, also bleibt nur die Erstarrung. Diese auch von außen körperlich wahrnehmbare Regungslosigkeit kapselt die innere Hocherregung ein. Sie dient in den Situationen, in denen Unerträgliches ertragen werden muss, dazu, das Unerträgliche nicht fühlen zu müssen.

Damit mündet die Erstarrung meist in die nächste Komponente der unwillkürlichen Bewältigungsreaktionen von traumatischen Erfahrungen, in das *fragment*. Hier fragmentiert sich das Bewusstsein der Gewaltopfer. Ein Teil des Bewusstseins erlebt das Geschehen, der größere Teil schaltet sich sozusagen ganz oder teilweise ab, so dass das Geschehen der bewussten Erinnerung später nicht oder kaum mehr zugänglich ist. Manchmal erleben sich Gewaltopfer wie Zuschauer, die von außen die eigene Person betrachten. Diese Reaktion der Fragmentierung, die oft in der Fachsprache als Dissoziation bezeichnet wird, kann sehr unterschiedliche Formen und Ausdrucksweisen haben. Sie kann dazu führen, dass Flüchtlinge zum Beispiel schlimme traumatische Erfahrungen erleben mussten, sich an diese aber nicht mehr erinnern und meinen, ihnen sei nichts geschehen, obwohl ihr Körper zum Beispiel Folterspuren aufweist und Verwandte und Bekannte Schreckensgeschichten erzählen.

Zusammenfassend lässt sich sagen: Alle vier Wege, auf traumatische Schreckenserfahrungen zu reagieren, sind unwillkürliche und damit hilflose Versuche, etwas zu bewältigen, was eigentlich nicht zu bewältigen ist. Sie können dennoch das physische und psychische Überleben sichern. Sie machen ursprünglich Sinn. Zu kämpfen und zu fliehen kann genauso sinnvoll sein, wie sich in der Erstarrung zu verstecken oder Teile des Bewusstseins abzuspalten, wenn einem Unerträgliches widerfährt. Entscheidend ist, dass in den meisten traumatisierten Flüchtlingen diese Bewältigungswege noch in irgendeiner Weise enthalten sind, dass sie in ihnen feststecken – vielleicht weil sie keine Hilfe erhalten haben, andere Wege der Bewältigung problematischer Situationen zu erfahren. So greifen diese Menschen immer wieder unwillkürlich und meist unwillentlich auf *fight oder flight*, auf *freeze oder fragment* zurück. Mit diesem Zusammenhang werden wir uns später beschäftigen, wenn es darum geht, einzelne Erscheinungsformen von Traumafolgen zu verstehen.

Die Wunde, die nachwirkt

Traumatische Erfahrungen bewirken nachhaltige Erschütterungen. Einige Flüchtlinge erzählen:

»Ich fühle mich, als wäre ich kaputt.«

»Ich habe gedacht, mein Leben ist zu Ende und irgendwie ist es das auch. Ein Teil von mir ist weg, ist verschwunden, ist nicht mehr da.«

»Ich kann nicht mehr schlafen.«

»Ich habe immer und immer Angst. Ich erschrecke mich. Dieser ganze Horror ist immer noch in mir, und da kann ich nichts tun.«

»Ich weiß nicht, wohin ich gehöre.«

Eine traumatische Erfahrung betrifft nicht nur das Denken eines Menschen, sondern das Leid, das gesamte Erleben, die gesamte Persönlichkeit mit all den Gefühlen, Verhaltensweisen, körperlichen Wahrnehmungen, inneren Bildern und dergleichen mehr. Der menschliche Organismus ist darauf eingestellt, dass sich solche existenziellen Bedrohungen besonders ins Gedächtnis einprägen, um den Organismus in späteren Zeiten davor schützen zu können, wieder in eine solche Situation hineinzugeraten. Auch wenn eine entsprechende Reaktion dann einer neuen Not-Situation, die keine existenzielle Bedrohung darstellt, nicht angemessen erscheint. Das Trauma hat also äußerst nachhaltige Folgen, und deswegen ist es so wichtig, um diese Traumafolgen zu wissen, damit Sie und wir alle, die Flüchtlinge begleiten – in der Schule wie am Arbeitsplatz, im Kindergarten wie in der Beratungsstelle, im Supermarkt wie in der Behörde, in der Erstaufnahmestelle wie an allen anderen Orten der Begegnung – mit ihnen als traumatisierte Menschen angemessen umgehen können.

Die bekannteste Diagnose einer nachhaltigen Wirkung ist die Posttraumatische Belastungsstörung. Sie ist aufgenommen in die Internationale Klassifikation psychischer Erkrankungen. Dort wird sie wie folgt beschrieben:

»Diese entsteht als eine verzögerte oder protrahierte Reaktion auf ein belastendes Ereignis oder eine Situation außergewöhnlicher Bedrohung oder katastrophenartigen Ausmaßes (kurz oder langanhaltend), die bei fast jedem eine tiefe Verzweiflung hervorrufen würde. Hierzu gehören eine durch Naturereignisse oder von Menschen verursachte Katastrophe, eine Kampfhandlung, ein schwerer Unfall oder Zeuge eines gewaltsamen Todes anderer oder selbst Opfer von Folterung, Terrorismus, Vergewaltigung oder anderen Verbrechen zu sein.«[2]

Häufige Anzeichen einer Posttraumatischen Belastungsstörung sind »Flashbacks«, also ein Wiedererleben des Traumas, ferner Gefühlsvermeidungen oder -abstumpfungen, sozialer Rückzug sowie das Vermeiden von Situationen, die an die traumatische Erfahrung erinnern können.

»Gewöhnlich tritt ein Zustand vegetativer Übererregtheit mit Vigilanzsteigerung, einer übermäßigen Schreckhaftigkeit und Schlaflosigkeit auf. Angst und Depression sind häufig mit den genannten Symptomen und Merkmalen assoziiert und Suizidgedanken sind nicht selten.«[3]

Dass die Posttraumatische Belastungsstörung als Diagnose »mit Krankheitswert«, so wie wir sie hier auszugsweise zitieren, in der Forschung und der medizinischen und therapeutischen Praxis Aufmerksamkeit gefunden hat, ist einerseits begrüßenswert, schränkt andererseits den Blick in mehrerer Hinsicht ein. Zum einen ist es wichtig, dass hiermit Traumafolgen als »Krankheit« gesehen werden, womit das Gesundheitswesen für die Behandlung und die Kosten zuständig wird. Zum anderen gerät damit gesellschaftspolitisch leicht in Vergessenheit, dass posttraumatisches Leiden eine normale Reaktion auf eine ganz und gar unnormale katastrophale Erfahrung ist.

Wichtig ist, dass die Diagnose »Posttraumatische Belastungsstörung« nur für eine Minderheit der Menschen zutrifft, die an den Folgen von traumatischen Erfahrungen leiden. Jede traumatische Belastung, jede Trauma-Folge, jeder Mensch muss individuell betrachtet werden. Die Erfahrungen zeigen, dass die kurz- und langfristigen Folgen von Gewalt und anderen Traumata in einer Bandbreite variieren, denen die Definitionen und Klassifizierungen allein nicht gerecht werden können. Wir betonen deshalb, dass sich der Blick auf das Trauma-Erleben jeder einzelnen Person richten muss. Diagnostische Raster sind dafür Hilfen und Orientierungen, nicht weniger, aber auch nicht mehr.

Und noch ein Hinweis sei erlaubt bzw. besonders betont: Das Nachwirken der traumatischen Wunde geschieht nicht nur dann, wenn Menschen sich an das traumatische Ereignis bewusst erinnern. Körper, Sinneswahrnehmungen, Gefühle, all das, was über das kognitive Erinnern des Menschen hinausgeht, erinnert sich.

Deniz war ein Jahr alt, als er mit seinen Eltern und seinen beiden Geschwistern flüchtete. Die Flucht dauerte acht Wochen. Er hatte später keine Erinnerungen an diese Zeit, doch er geriet immer in Panik, wenn z. B. Ortsveränderungen anstanden. Schon der Besuch bei einer befreundeten Familie in einem anderen Stadtteil beunruhigte ihn, auch wenn er schon oft dort gewesen war. Wenn er merkte, dass die Eltern eine Tasche packten mit Kleidungsstücken, dann war dies ein Signal für einen möglichen Aufbruch, und unbewusst sagte ihm dieses Signal, dass eine weitere Flucht bevorstehen könnte, also eine ähnliche Erfahrung wie die, die er schon als Kleinkind gemacht hatte. Und da begann er, sich zu wehren. Er rief laut, dass er nicht weg wolle, und lief davon, um sich zu verstecken. Er flüchtete vor dem Fliehen.

Erst ab dem dritten Lebensjahr können Kinder sich bewusst an Daten, Fakten, Szenen erinnern und Erinnerungen speichern. Wenn sie Opfer oder Zeugen traumatischer Ereignisse sind, die in den ersten zwei bis drei Lebensjahren erfolgt sind, haben sie in der Regel keine konkreten Bilder oder Kenntnisse über das Geschehen, aber ihr Körper, ihr Erleben weiß um den traumatischen Schrecken. Das Trauma wirkt nach, bei Säuglingen und Kleinkindern, Kindern und Jugendlichen sowie Erwachsenen. Auch wenn es keine bewussten Erinnerungen an die traumatischen Situationen gibt. So ist es zu verstehen, dass zum Beispiel ein Flüchtlingskind schreiend davonzurennen versucht, wenn ein Helfer freundlich und zugewandt auf es zugeht. Oder wenn Berührungen, die beruhigend wirken sollen, von einem Flüchtling als Angriff erlebt werden, so dass er sofort um sich schlägt. Oder wenn eine Mutter, die mit ihren Kindern geflüchtet ist, ihre Kinder an sich zieht und dann mit schreckgeweiteten Augen erstarrt, wenn Helferinnen mit Mundschutz und Plastikhandschuhen auf sie zukommen. Ihr ganzer Organismus erinnert sich an die Situation, in der sie Zeugin sein musste, wie Leichenteile weggeräumt wurden. Der Körper, die Seele, die Sinne erinnern sich.

Die vier Monster der Entwürdigung

Die traumatischen Erfahrungen vieler Flüchtlinge sind eingebettet in Erfahrungen der Entwürdigung, die sie mit anderen traumatisierten Menschen teilen. Wir nennen sie die »vier Monster der Entwürdigung«:

Das erste Monster ist die *Beschämung*. Beschämung ist nicht zu verwechseln mit der natürlichen Scham. Diese ist ein Gefühl, das nützlich ist, weil es uns Menschen darauf aufmerksam macht, wenn die Grenzen unserer Intimität verletzt werden. Wenn wir etwas von uns preisgeben wollen, was wir doch lieber in unserem intimen Raum behalten wollten oder sollten, dann melden sich Schamgefühle, dann wird es peinlich. (Das Wort »Pein/Pain« wurde aus dem Englischen übernommen und hat dort und im Deutschen die Bedeutung »Schmerz« oder »Qual«.) Zu dem Schützenswerten gehören für die meisten Menschen Sexualität und sexuelle Erfahrungen. Aber auch geheime Gedanken, Fehler und Schwächen und vieles andere mehr können und sollen intim bleiben, und dabei helfen Schamgefühle.

Die natürliche Scham also ist die Wächterin des intimen Raums. Beschämung geht von anderen Menschen aus, die die Grenzen des intimen Raums missachten und verletzen. In Gewalterfahrungen und insbesondere in sexuellen werden die Grenzen des intimen Raums gewalttätig durchbrochen. Dies beinhaltet eine massive Beschämung, die die Würde der Gewaltopfer verletzt, die sich dann wiederum oft der gemachten Erfahrungen und der Entwürdigung schämen. Ein Kreislauf mit schlimmen Folgen.

Das zweite Monster ist die *Erniedrigung.* Erfahrungen der Demütigung und Erniedrigung, der gewalttätigen oder perfiden Unterdrückung eines Menschen lassen das Nein der Opfer ungehört, unerhört und ungeachtet. Die Täter und Täterinnen behandeln ihre Opfer als Objekt und erniedrigen und missachten sie.

Das dritte Monster ist die *Gewalt* selbst. Die Menschen werden verletzt, körperlich und seelisch, diese Wunden bleiben lange offen und lebendig. Die (sexuelle) Gewalterfahrung wirkt, selbst wenn sie ein einmaliger Akt der Erniedrigung gewesen ist, nachhaltig über einen langen Zeitraum auf die Identität der betroffenen Person.

Das vierte Monster der Entwürdigung besteht darin, dass Menschen *ins Leere gehen.* Wenn Menschen sich anlehnen wollen und da ist niemand, der ihnen Halt gibt, wenn Menschen etwas sagen, aber nicht gehört werden, wenn der Blick der Menschen nicht erwidert wird oder sie hilfesuchend ins Leere greifen, dann ist das eine Erfahrung emotionaler und sozialer Leere, die schmerzt. Viele Opfer von Gewalt haben in der Zeit nach dem traumatisierenden Ereignis eine solche Leere erfahren. Sie gingen mit ihrem Bedürfnis nach Trost und Halt, nach Wärme, Solidarität, Parteilichkeit und Verständnis ins Leere.

Wie eine Studie über die »Zeit danach« zeigt, wird dies von nahezu allen Betroffenen als entwürdigende Verletzung erlebt, die in die Aussage mündet: »Am schlimmsten ist das Alleinsein danach.«[4]

Wenn Menschen über einen längeren Zeitraum und wiederholt in ihrem Leben erfahren, dass sie ins Leere gehen, oder wenn sie diese Erfahrung nach einer traumatisierenden Gewalterfahrung machen, dann führt dies oft dazu, dass sich in den Menschen ein entwürdigtes Selbstwertgefühl festsetzt. »Wer bin ich, dass ich gehört werden könnte?« »Wer bin ich, dass ich es wert sein könnte, ein Recht auf Hilfe, Trost, Solidarität und Halt zu haben?«

Solche Fragen und damit Selbsteinschätzungen nisten sich im Selbstverständnis vieler Menschen ein, ohne dass sie ihre entwürdigenden Erfahrungen als Quelle ihrer vermeintlichen Wertlosigkeit identifizieren.

Die meisten Flüchtlinge, die traumatisierende Erfahrungen gemacht haben, haben wiederholte Erfahrungen mit allen vier Monstern.

Eine Frau aus dem Irak erzählt stockend mit Hilfe der Übersetzerin, der sie vertraut:
»Ich kann gar nicht darüber reden, ich schäme mich so. Ich konnte mich doch nicht wehren, die Männer waren ja zu dritt ... Danach bin ich einfach liegen geblieben. Sie haben mich weggeworfen wie ein Stück Dreck, wie ein gebrauchtes Tuch. Ich traute mich nicht, aus der Hütte zu gehen. Niemand sollte mich so sehen. Ich ging erst nachts weg und hatte große Angst. Zu meiner Familie konnte ich nicht. Meine Mutter ist tot und mein Vater Soldat. Gut, dass er mich nicht so sehen musste. Die anderen hätten

mir nur Vorwürfe gemacht. Ich war allein und ging allein weg ... Ich heiße Anmar, das heißt Leopard. Aber da war ich kein Leopard mehr, nur noch ein staubiges Fell ... Später, auf der Flucht, da konnte ich wieder meine Krallen zeigen und fauchen. Manchmal. Da war ich wieder ein wenig Leopard.«

Die Frau war allen vier Monstern ausgesetzt: der Gewalt, der Erniedrigung, der Beschämung und der Leere, dem Alleinsein-Danach.

Kapitel 3
Der Traumaprozess

Unsere Kernthese lautet, dass die meisten traumatisierten Flüchtlinge nicht nur die Erfahrung eines einzigen traumatischen Ereignisses gemacht haben, sondern dass sie sich in einem Prozess befinden, zu dem mehrere traumatisierende und Traumafolgen verlängernde Erfahrungen gehören. Was wir darunter verstehen und welche Konsequenzen das haben muss, dazu später. Beginnen wir mit den traumatisierenden Erfahrungen in den Heimatländern der Flüchtlinge.

Erfahrungen im Heimatland

Viele Menschen fliehen vor einem Krieg, z. B. in Syrien, in Somalia, im Irak, in Afghanistan, in Libyen und anderen afrikanischen Ländern.

Natascha erzählt:
»Ich komme aus Dagestan. Das ist eine Republik neben Tschetschenien. Ich bin Tschetschenin. Dort leben viele von uns. Ich war nie politisch aktiv, habe immer als Lehrerin gearbeitet. Doch dann geriet ich zwischen die Fronten. Die Rebellen haben mir vorgeworfen, dass ich arbeite, obwohl ich eine Frau bin, und dass ich an einer russischen Schule bin und so weiter, und die Regierung hat mir als Tschetschenin sowieso misstraut und uns immer wieder schikaniert. Das war ganz lange wie ein Bürgerkrieg ohne Schüsse, und dann kamen die Schüsse

und die Bomben und die Explosionen. Bei einer Schießerei geriet mein Mann zwischen die Fronten und wurde erschossen. Ich nahm meine Kinder und floh, erst nach Russland und dann über Finnland nach Deutschland. Ich liebe mein Land, ich liebe meine Heimat, doch ich will nie wieder dahin zurück.«

Viele Regierungen – nicht nur in den von Krieg und Bürgerkrieg betroffenen Ländern – sind autoritär und verfolgen politisch Andersdenkende.

»Ich lebte im Iran und arbeitete dort als Ingenieur. Als ich eines Tages von der Arbeit nach Hause kam, fing mich ein Nachbar ab und warnte mich, dass in meiner Wohnung die Revolutionsgarden warteten, um mich zu verhaften. Ich hatte mich irgendwann einmal kritisch zur Regierung geäußert und einen Witz darüber gemacht, dass die Wahlen als ‚freie' Wahlen bezeichnet wurden. Als ich von dem Nachbar gewarnt wurde, lief ich sofort weg und ging aufs Land zu entfernten Verwandten. Auch dort drohte man, mich aufzuspüren, und deswegen floh ich ins Ausland und bin über viele Umwege endlich in Deutschland gelandet. Ich weiß, dass meine Kinder bei Verwandten leben. Meine Frau ist anscheinend eingesperrt worden. Ich weiß nicht, was aus ihr geworden ist.«

Zur politischen Verfolgung gesellt sich die religiöse. Christen werden von Moslems verfolgt, Moslems von Christen, Sunniten von Schiiten und umgekehrt, radikale Sunniten von gemäßigten, gemäßigte vor allem von radikalen, Jesiden von allen. Es gibt kaum einen religiösen Unterschied, der nicht auch in Verfolgung münden kann und Menschen in die Flucht treibt.

»Ich komme aus Eritrea«, erzählt ein junger Mann. »Wenn man dort zum Militär eingezogen wird, dann dauert das nicht nur ein oder zwei Jahre wie in anderen Ländern, sondern lebenslänglich. Man wird geschlagen, man hungert, und man wird als Kanonenfutter verheizt. Zwei von meinen besten Freunden sind beim Militär gelandet. Und als ich auch eingezogen werden sollte, floh ich. Was ich gehört hatte, hat mich so erschrocken. Unser Land ist jung und aus Krieg entstanden und immer noch im Krieg und im Bürgerkrieg. Und es gibt Stammeskriege ... Zum Militär gehen in Eritrea, das heißt Adé sagen zum Leben, bereit sein zum Sterben.«

Viele Menschen werden wegen ihres Geschlechtes und den damit verbundenen Verpflichtungen, Geboten und Verboten oder wegen ihrer sexuellen Orientierung verfolgt. Zum Beispiel:

»Ich komme aus Nigeria. Die Eltern meines Mannes und auch meine Eltern haben beschlossen, dass unsere Tochter beschnitten werden muss. Da habe ich sie genommen und auch meinen Sohn und bin geflohen.«

Eine andere Frau erzählt:

»Ich finde, dass auch Mädchen Lesen und Schreiben lernen sollen. Dass sie es zumindest dürfen. Wenn sie es nicht wollen, dann ist ja gut, aber viele wollen es auch, wollen auch Zeitung lesen, wollen auch ihren Namen

schreiben können und nicht nur den Daumenabdruck machen. Bei uns sind die Schulen geschlossen für die Mädchen. Das ist nicht überall in Libyen so, aber in der Gegend, wo ich bin, da setzen die Milizen das durch. Ich habe dann heimlich Mädchen unterrichtet und versucht, ihnen das Schreiben und Lesen beizubringen. Und dann kamen die Milizen und haben uns abgeholt. Als sie uns vergewaltigen wollten, gelang es mir, zu fliehen. Gott hat mich beschützt …«

Ein Mann erzählt:

»Als sie beim Militär den Verdacht hegten, dass ich mich zu Männern hingezogen fühlte, haben sie mich zu viert ausgezogen, gedemütigt, gequält und gefoltert. Sie drohten mir, mich zu verraten. Da bin ich abgehauen, bin ich um mein Leben gerannt. Ich hab mich durchgeschlagen, ich weiß nicht wie, bis hierher.«

So vielfältig die traumatisierenden Erfahrungen in den Heimatländern sein mögen, sie haben immer existenzielle Bedrohungen zur Folge. Solche Bedrohungen sind Anlass der Flucht. Nicht selten gab es noch eine Zeit vor diesen Ereignissen, die geprägt war von Ängsten, von Furcht vor Gefängnis, Verletzung, Tod.

Die Schrecken der Flucht

Von einer der vielen möglichen traumatischen Erfahrungen auf der Flucht erzählt zum Beispiel eine Frau:

»Diese Unsicherheit, im fremden Land, wo ich die Sprache nicht kenne, wo ich immer wieder merkte, dass die anderen auf mich gucken, das war schrecklich. Immer hatte ich Angst, verhaftet zu werden, wenn mich jemand sieht. Ich versteckte mich jeden Tag und bewegte mich nur nachts. Ich wusste, dass ich illegal da bin, dass ich illegal Grenzen überschritten habe, das war irgendwie schlimm. Damit kam ich nicht klar. Und damit komme ich immer noch nicht klar. Das bin so gar nicht ich.«

Und ein Mann Ende 40 erzählt:

»Meine Familie und ich, wir waren immer ausgeliefert. Allen waren wir ausgeliefert. Der Polizei waren wir ausgeliefert, denen, die hier Schlepper genannt werden, waren wir ausgeliefert. Allen. Wenn wir unter einer Brücke geschlafen haben oder in einem Stall, immer war da die Angst, entdeckt zu werden, immer war da die Angst, wieder abgeschoben zu werden, zurückgeschickt zu werden in den Krieg. Und dann war da die Angst, dass wir uns verlieren. Dass ich meine Frau verliere, dass meine Kinder verloren gehen, dass wir nicht zusammenbleiben. Das war eine Hölle.«

Viele Flüchtlinge berichten auch, dass sie gehungert haben:

»Wir fuhren durch den Sudan, und das ist sowieso ein armes Land, und es gab kaum etwas zum Essen, und dann ließen uns die Leute, wo wir den Transport bezahlt haben, plötzlich irgendwo zurück, und wir mussten uns durch das Land schlagen. Das war ganz schlimm. Wir

hatten Hunger. Wir hatten Angst, zu verhungern. Wir bekamen kaum etwas zu essen, und wenn wir in Orte kamen, dann haben die Leute gedacht, wir würden stehlen oder sie überfallen, und uns verjagt. Der Hunger war schlimm.«

Wir wissen auch von vielen allein reisenden minderjährigen Flüchtlingen, die von der Familie losgeschickt wurden oder, weil sie ihre Eltern verloren hatten, sich allein nach Europa durchgeschlagen haben. Viele von ihnen sind traumatisiert, weil sie auf der Flucht Schreckliches mitmachen mussten. Und viele Frauen und Mädchen erzählen, dass sie während der Flucht sexuelle Gewalt erlebt haben, von Polizisten und Grenzbeamten, von Schleppern und Soldaten, aber auch von anderen Flüchtlingen, auch in den Flüchtlingscamps, selbst auf den Booten. Und auch viele Jungen und junge Männer waren gewalttätigen anderen Menschen ausgeliefert, wurden von ihnen beschämt, erniedrigt und vergewaltigt.

Der Prozess der traumatischen Erfahrungen beginnt für die meisten Flüchtlinge im Heimatland, aber er endet dort nicht.

Nach der Flucht

Mit den Schreckenserfahrungen der Flucht ist – wie mehrfach gesagt – für die meisten der traumatische Prozess noch nicht beendet.

Die Studie von Keilsson[5] über die jüdischen Waisenkinder, die während des NS-Zeit in den Niederlanden vor den Nazischergen versteckt wurden und diese Zeit überlebten, hat zur Überraschung vieler eröffnet, dass diese Kinder die Zeit danach genauso schlimm, wenn nicht noch schlimmer erlebt haben. Das Verlorensein und die Unsicherheit in den Zeiten nach dem Krieg und der Verfolgung hinterließen in den meisten Fällen starke Spuren und verfestigten die Traumafolgen prägender als die Zeit der akuten Verfolgung. So geht es auch vielen traumatisierten Flüchtlingen, die Europa erreichen. Europa zu erreichen heißt ja, zunächst einmal in Griechenland oder Lampedusa oder anderen Orten anzukommen und die Hoffnung zu haben, dass das Schlimmste überstanden ist. Nach der Überquerung des Mittelmeers heißt es aber auch, sich in Lagern aufzuhalten und nicht zu wissen, wohin und wie es weitergeht, was von vielen Flüchtlingen als große Enttäuschung erlebt wird. Europa zu erreichen beinhaltet damit leider auch, einen unsicheren Status zu haben, auf Schlepper und korrupte Beamte angewiesen zu sein, durch Matsch zu laufen, Grenzen zu überqueren, mit Gefängnis bedroht zu sein und eine unsichere Situation nach der nächsten durchzustehen.

Und dann die Ankunft in Österreich, in Deutschland oder in anderen mitteleuropäischen Ländern, auch hier eine fremde unsichere Welt. Auf der einen Seite gibt es das gute Gefühl, endlich angekommen zu sein und nicht mehr dem Krieg und der Polizei ausgeliefert zu sein. Doch auf der anderen Seite kommen neue Abhängigkeiten, von den Behörden, der Polizei, den Helferinnen und Helfern und vielem anderen mehr. Die Kultur ist anders, die Sprache ist anders, der Status ist ungesichert. Viele Verunsicherungen treffen aufeinander.

»Als ich mit meiner Familie endlich in München angekommen war, war ich unendlich froh. Wir waren in Sicherheit, wir wurden freundlich empfangen, wir bekamen zu essen, ein Schlaflager, Windeln, Kleidung, Getränke, das war großartig, das war überwältigend.
Doch dann blieb die Unsicherheit oder wurde immer stärker, wurde immer mächtiger. Wir wussten nicht, wo wir hinkamen, wir wussten nicht, ob wir bleiben konnten, wir hörten von diesen und jenen Flüchtlingen dieses oder jenes Gerücht. Dann kamen wir in einen anderen Ort, in eine ehemalige Kaserne, und lebten dort. Auch das war viel besser als auf der Flucht, und bitte verstehen Sie mich nicht falsch. Ich war sehr dankbar, und gleichzeitig war ich unsicher, und ich wusste nicht, wo ich bin und wie ich bin und wer ich bin.«

Was Flüchtlinge, die akute traumatische Erfahrungen hinter sich haben, als Erstes und Wichtigstes brauchen, sind Sicherheit, Schutz und Geborgenheit. Doch das ist leider auch nach der Ankunft hier in Deutschland nicht direkt durchsetzbar, zumindest nicht schnell und nicht in dem Maß, wie viele gerade diese drei Hilfestellungen brauchen. Also wird der auf der Flucht begonnene traumatische Prozess fortgesetzt. Die Menschen können sich nicht nur nicht erholen, sondern die Verunsicherungen addieren sich zu den anderen Extremsituationen vorher, die in ihnen lebendig sind.

Viele Flüchtlinge haben große Angst, wieder in ihr Herkunftsland zurückgeschickt zu werden. Von den Flüchtlingen aus den Bürgerkriegsländern des ehemaligen Jugoslawien wissen wir, dass der unsichere Status extrem belastet. Als die Bürgerkriegshandlungen zu Ende waren, hieß es in Deutschland, dass die Flüchtlinge aus Kroatien, Bosnien, Serbien und anderen Gegenden wieder zurück in die Heimat sollten, um das Land dort wieder aufzubauen. Doch dort gab es Ruinen, und dort herrschten vor allem die Täter, und diese waren weiterhin bewaffnet.

Ganz ähnlich ist für viele heutige Flüchtlinge die Vorstellung, wieder nach Syrien, nach Eritrea, in den Irak oder Afghanistan und andere Länder zurück zu müssen, sich den Tätern auszuliefern und wieder in den Schrecken des Traumas zurückkehren zu müssen.

Alle Menschen, die mit Traumatisierten arbeiten, wissen, dass das Schaffen von Sicherheit und die Vermeidung von Täterkontakt erste Schritte sind, um überhaupt mit heilenden Prozessen beginnen zu können. Wenn über den Flüchtlingen das Damoklesschwert schwebt, wieder in die Täterstrukturen zurückkehren zu müssen, oder wenn sie mit neuen Tätern und Täterinnen konfrontiert werden, die z. B. ihre Flüchtlingsunterkunft abzubrennen drohen, ist an Trauma-Heilung nicht zu denken. Dann setzt sich der traumatisierende Prozess fort.

Das frühere Leben

Wir haben drei wesentliche Etappen des traumatischen Prozesses beschrieben – vor der Flucht, während der Flucht, nach der Flucht. Doch für alle gab es vor der Flucht noch eine »Zeit davor«. Diese Zeit vor dem akuten Fluchtanlass war für viele auch schon mit existenziellen Bedrohungen und schrecklichen Erfahrungen verbunden. Zwei Beispiele:

Eine Frau erzählt: »Mit 16 wurde ich in unserem Dorf verheiratet. In ein anderes Dorf. Ich kannte den Mann vorher nicht. Das war eben so. Am Anfang ging es einigermaßen gut, doch als ich das erste Kind bekam, ging er weg. Er trank viel und ging zu anderen Frauen. Ich konnte nichts machen. Ich musste jeden Tag zwölf Stunden für meine Schwiegermutter arbeiten. Er kam nur noch schwer betrunken zu mir und schlug mich jede Woche. Als das zweite Kind kam, lief ich weg. Doch ich wurde wieder eingefangen und verprügelt. Ich bin fast gestorben. Und dann kam der Krieg in die Gegend und zwei Häuser im Dorf verbrannten. Da nahm ich meine Kinder und floh. Ich bekam heimlich etwas Geld von meiner Mutter, die ich zurückließ. Ich weiß nicht, was aus ihr geworden ist.«

Und eine andere Frau, eine neunzehnjährige Roma, erzählt: »Ich komme aus dem Kosovo. Als ich vier Jahre alt war, habe ich angefangen zu arbeiten. Mit vierzehn wurde ich verheiratet. Jetzt habe ich fünf Kinder. Als mein Mann mir den linken Arm mehrmals gebrochen hat, versteckte mich mein Bruder. Er schwor Rache und es gab Schießereien. Ich bin dann weg mit meinen Kindern.«

Wir erleben bei Flüchtlingen manchmal, dass sie, wenn sie einige Monate oder Jahre in Deutschland sind, ihre Lebenszeit vor der Flucht bzw. vor dem Fluchtanlass, ihre Kindheit oder Jugend im Heimatland verklären. Aus der Ferne und mit dem zeitlichen Abstand wird in der Trauer um die verlorene Heimat vieles schön und schöner, als es damals war. Für viele Menschen war die Zeit davor, die Zeit vor der Flucht nicht nur eine gute Zeit, sondern auch eine Zeit der Entbehrungen und des Schreckens. Das gilt insbesondere für viele Frauen und Mädchen, für viele Kinder. Nicht nur die materielle Not, nicht nur die harte Arbeit haben belastet, sondern auch und oft auch die Erfahrungen von Gewalt, insbesondere in den Familien. Mögen andere Flüchtlinge, die in Städten lebten und ein relativ hohes Bildungsniveau erwerben konnten, vor Krieg und Unterdrückung auf menschenwürdige Umgangsformen untereinander zurückschauen können, so gilt das leider lange nicht für alle. Insbesondere Menschen, die vom Land kommen, kennen brutale Gewalt, Unterdrückung, Schläge, Zwang und andere traumatisierende Ereignisse. Für sie beginnt der traumatische Prozess nicht mit der Flucht, sondern schon mit Erfahrungen aus der Zeit davor.

Der Traumaprozess

Die Beschreibung der Flüchtlingserfahrungen auf den letzten Seiten macht deutlich, dass die meisten Flüchtlinge einen Prozess durchleben, den wir als Trauma-Prozess bezeichnen. Um ihn zu verstehen, möchten wir kurz einige Begrifflichkeiten aus der Trauma-Forschung vorstellen.

Khan[6] (1963) hat den Begriff der »kumulativen Belastung« bei traumatisierten Menschen eingeführt. Er beschreibt damit, dass eine Aufeinanderfolge von Belastungen (traumatischen wie nicht-traumatischen) zu einer traumatischen Gesamtbelastung führen kann, die weit über die unmittelbaren Folgen des einzelnen traumatischen Ereignisses hinausgehen. Für die meisten traumatisierten Flüchtlinge trifft das zu. Sie haben nicht nur eine Belastung erfahren, sondern mehrere, deren Auswirkungen sich »kumulieren«.

Keilson[7] (1979) hat in seiner schon erwähnten Untersuchung jüdischer Kinder während und nach dem zweiten Weltkrieg in den Niederlanden das Konzept der »sequentiellen Traumatisierung« entwickelt. Darunter wird eine Abfolge von traumatisierenden bzw. traumaverschärfenden Erfahrungen verstanden. Besondere Beachtung fanden in seiner Untersuchung die Erfahrungen der Kriegswaisen nach dem Ende der unmittelbaren Bedrohung, die mit manchen Erfahrungen von Flüchtlingen vergleichbar sind (unsichere Situation usw.).

Frick-Baer[8] (2013) hat »die Zeit danach«, also nach dem unmittelbaren traumatischen Ereignis, in einer Studie untersucht und herausgearbeitet, dass entscheidend für die Bewältigung der Traumafolgen ist, ob die traumatisierten Menschen sich in der Zeit danach alleingelassen fühlen oder ob und vor allem wie sie Erfahrungen von Solidarität und Unterstützung erfahren.

Nach diesen Untersuchungen gehen wir davon aus, dass sich die meisten Flüchtlinge und Asylsuchenden in einem traumatischen Prozess befinden. Dieser wird in der folgenden Grafik deutlich.

Der Traumaprozess bei Flüchtlingen

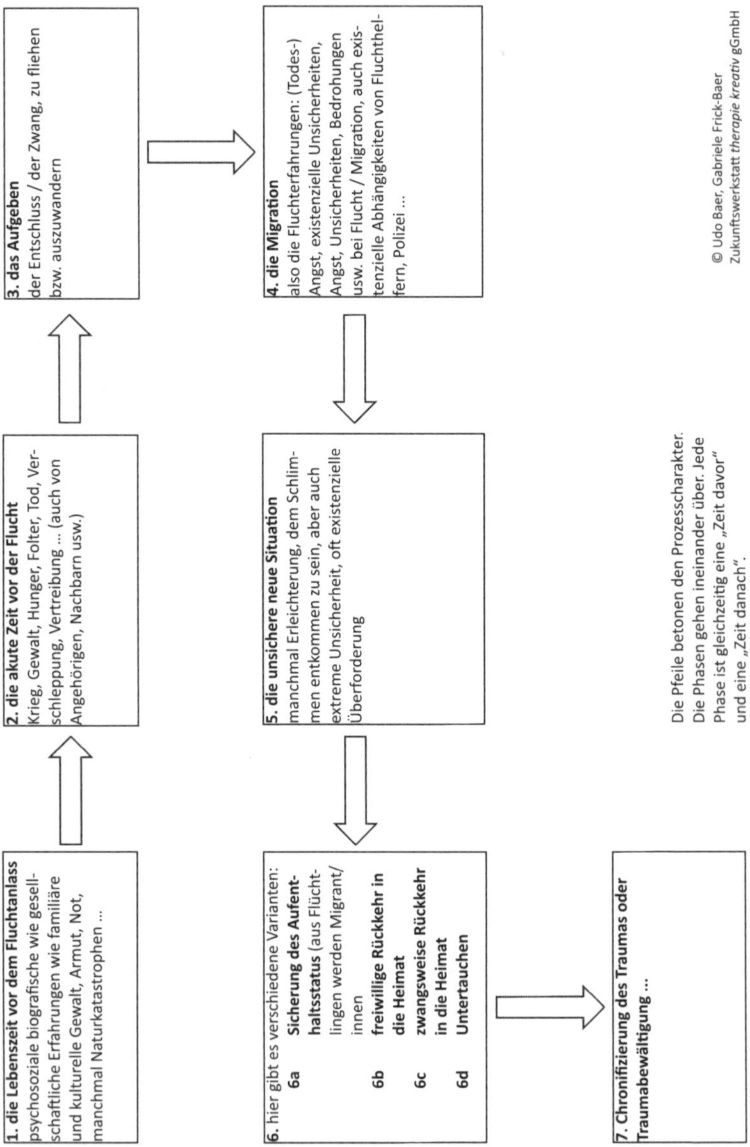

Kapitel 4
Aus Erfahrungen lernen

Flüchtlingsländer Deutschland und Österreich

Als wir im Sommer 2015 in einem Seminar mit 16 Teilnehmenden fragten, wer in seiner Familie Menschen mit Flüchtlings- oder Migrationshintergrund hätte, meldeten sich zu Anfang des Seminars drei Teilnehmer/innen. Am Ende des Seminars wiederholten wir die Frage. Nun antworteten 14 Teilnehmende mit »Ja«. Der Blick hatte sich geweitet. Deutschland ist ein Flüchtlingsland. Das bedeutet, dass in der Mehrheit der Familien Menschen mit Flüchtlingserfahrungen leben. Wir behaupten weiter, dass die Flüchtlingserfahrungen, insbesondere die Traumatisierungen und der Umgang damit, die Geschichte unseres Landes und seine aktuelle Situation prägen. Wir beziehen hier auch Österreich mit ein, weil es eine ähnliche Geschichte des nationalsozialistischen »Reiches« mit all seinen Folgen hat.

Betrachten wir zuerst die Geschichte Deutschlands. Sie ist eine Geschichte von Flüchtlingsbewegungen.

Vor rund 80 Jahren, also 1935, begannen die Nationalsozialisten, hunderttausende Deutsche wegen ihrer jüdischen Religionszugehörigkeit aus Deutschland zu vertreiben oder in Deutschland in Lagern einzusperren. Später wurden diese Verschleppungen und Vertreibungen ausgeweitet. Einerseits auf andere Personengruppen wie Sinti und Roma, Homosexuelle und andere, andererseits auf die jüdische Bevölkerung in ganz Europa. Sie mündeten in den Massenmord des Holocaust.

Mit Beginn des Zweiten Weltkrieges begannen große Binnenwanderungen in Deutschland. Millionen Männer wurden in den Kriegsdienst eingezogen, Millionen Kriegsgefangene mussten in Deutschland Zwangsarbeit leisten, Millionen Frauen wurden zu Arbeiten in die für die Kriegswirtschaft wichtigen Betriebe gezwungen.

Mit Beginn der Bombardierungen setzten zwei große Fluchtbewegungen ein. Eine organisierte: die Kinder- oder Frauenlandverschickung, mit der hunderttausende Kinder und Frauen in ländliche Gebiete gebracht wurden, um vor den Bombardierungen geschützt zu sein. Und eine unkontrollierte und unkontrollierbare, in der Millionen Menschen in Panik vor den Bombardierungen quer durch Deutschland flohen. Nach dem großen »Feuersturm« in Hamburg im Juli 1943 flohen 900.000 bis 1.000.000 Menschen verstört und voller Panik aus Hamburg, zum Teil bis Süddeutschland. Noch 1947 gab es in Deutschland ca. 4 Millionen »Evakuierte«, die noch nicht in ihre Heimatorte zurückkehren konnten.[9]

Die großen Fluchtbewegungen vor den Kriegshandlungen in Ost und West umfassten ungezählte Millionen Menschen. Die Vertreibungen nach Kriegsende betrafen ca. 14 Millionen Deutsche bis 1950, von denen 2/3 in die BRD und 1/3 in die DDR kamen. Zwei Millionen von ihnen starben. 1945 gab es nach der Kapitulation Nazi-Deutschlands allein in Deutschland über 1,7 Millionen »displaced persons«, Menschen, die heimatlos in Deutschland umherirrten, ehemalige Kriegsgefangene, Befreite aus KZs und Gefängnissen, Versteckte und anderweitig »verloren gegangene« Menschen.

Nach 1950 kamen zahlreiche Aussiedler/innen, ab 1993 Spätaussiedler genannt, aus Osteuropa, vor allem aus der Sowjetunion und Polen. Bis 2005 insgesamt 4,5 Millionen Menschen.

Zwischen 1949 und 1990 flohen 3,8 Millionen Menschen aus der DDR in die BRD. Davon kehrten 400.000 in die DDR zurück.

Nach dem ersten Anwerbe-Abkommen 1955 mit Italien folgten nach 1960 andere mit zahlreichen Ländern Südeuropas (v.a. mit Griechenland, Spanien, Portugal, Türkei und dem damaligen Jugoslawien) und Nordafrikas (v.a. Tunesien und Marokko). Die Arbeitsemigranten aus diesen Ländern wurden damals »Gastarbeiter« genannt. Von den 14 Millionen kehrten 12 Millionen in ihre Heimatländer zurück. Die, die blieben, holten nach dem Anwerbestopp 1973 verstärkt Familienangehörige nach. Viele waren sogenannte »Armutsflüchtlinge«.

Politische Flüchtlinge und Asylant/innen kamen in mehreren Wellen nach Deutschland. Schon in den 50er-Jahren wurden zum Beispiel nach dem Ungarn-Aufstand 1956 zahlreiche politische Flüchtlinge aus Ungarn aufgenommen. Eine weitere größere Welle erfolgte ab 1980, und so entwickelten sich die Flüchtlingsbewegungen je nach der politischen Situation, zum Beispiel wegen der Bürgerkriege in den Nachfolgestaaten des ehemaligen Jugoslawien. Von dort kamen vor allem in den 90er-Jahren über 750.000 Flüchtlinge.

In der Zeit zwischen 2000 und 2014 schwankten die Zahlen der Asylsuchenden in Deutschland zwischen 30.000 und 220.000 pro Jahr. Abgelehnt wurden zwischen 30 und 67 % der Anträge. Ein Teil der Flüchtlinge erhielt ein begrenztes Bleiberecht.

Die Erweiterung der Europäischen Union vor allem 2004 und 2007 führte – mit etwas zeitlicher Verzögerung – dazu, dass die Binnenwanderung nach Deutschland aus den osteuropäischen Ländern, vorrangig aus Polen, Bulgarien und

Rumänien, sprunghaft zunahm. Die Menschen kamen nicht nur aus wirtschaftlicher Not nach Deutschland, sondern oft auch aus politischen Gründen. Die Binnenwanderung aus Südeuropa verstärkte sich in den letzten Jahren wegen Wirtschaftskrisen, vorwiegend in Portugal, Spanien und Griechenland.

Warum diese Aufzählung? Weil diese Fakten und Zahlen eine Kontinuität unfreiwilliger Wanderungen nach und in Deutschland aufzeigen. Migrations- und Flüchtlingsbewegungen sind in Deutschland nicht die Ausnahme, sondern die Regel. Deutschland war und ist ein Flüchtlingsland.

Ähnliches gilt auch für Österreich. Nach dem Ende des 2. Weltkrieges gab es in Österreich ca. 1,65 Millionen Flüchtlinge bei damals ca. 6 Millionen Einwohnern. Dazu kamen die tausenden Sudetendeutschen, die 1946 vertrieben wurden, und andere »Volksdeutsche«, also Menschen ohne österreichische Staatsbürgerschaft, aus Ost- und Südeuropa. 1947 waren das 400.000 Menschen. Nach dem Ungarn-Aufstand und dessen Niederschlagung 1956 flohen 180.000 Menschen aus Ungarn über die geöffnete Grenze nach Österreich. Auch nach dem Einmarsch des Warschauer Paktes in die Tschechoslowakei flüchteten 160.000 Menschen nach Österreich, während des Kosovo-Krieges 1991 kamen von dort 90.000 Flüchtlinge ins Land. Auch Österreich ist also ein von Fluchtbewegungen geprägtes Land.

So stehen wir in Deutschland und Österreich bei der Aufnahme von Flüchtlingen nicht vor einer »historisch einmaligen Situation«, wie manchmal behauptet wird, oder vor einer »neuen Herausforderung« – nein, diese Herausforderungen sind alt und sollten damit eigentlich bekannt sein. Wir sollten, wir müssen aus den positiven wie negativen Erfahrungen, den gelungenen wie den gescheiterten Bemühungen der bisherigen Flüchtlingsbewegungen lernen. Wer diesen historischen Kontext ernst nimmt, erschrickt nicht vor den aktuellen Flüchtlingszahlen.

Nicht willkommen

Die Flüchtlinge und Vertriebenen erfuhren in den Gegenden, in denen sie sich niederließen oder niederlassen mussten, oft Unterstützung und Solidarität. Doch ebenso begegneten sie dem Gegenteil. Sie trafen vielerorts in Deutschland und Österreich auf Ablehnung, Verachtung, ja auf Hass. In Schwaben war zum Beispiel Ende der 40er-Jahre das folgende »Gebet« verbreitet:

Herrgott im Himmel, sieh unsere Not
wir Bauern haben kein Fett und kein Brot.
Flüchtlinge fressen sich dick und fett
und stehlen uns unser letztes Bett.
Wir verhungern und leiden große Pein.
Herrgott, schick das Gesindel heim![10]

Das könnten Sprüche von Pegida und anderen sein, die heute gegen Flüchtlinge hetzen. Die Ursachen eigener Not werden an den Flüchtlingen festgemacht. Diese werden gegen jede Realität als »dick und fett« dargestellt und diffamiert. Wird heute oft gegen eine Aufnahme von Flüchtlingen angeführt, dass diese aus anderen Kulturen kommen, so wurde dieses »Argument« auch damals verwendet – gegen Deutsche.

»Die größten Landplagen sind Wildschweine, Kartoffelkäfer und Flüchtlinge.«[11]

Diese Äußerung war in den 50er-Jahren so verbreitet, dass sie wie ein Sprichwort weitererzählt wurde. Auch in den 60ern wurden Flüchtlinge aus der DDR als »Kartoffelkäfer« beschimpft. Kartoffelkäfer vernichten die Ernte und bringen Not und Elend über die Bevölkerung. Im besetzten Frankreich waren die Nazi-Soldaten und die SS als »Kartoffelkäfer« bezeichnet worden. Nun diente das Schimpfwort für die deutschen Flüchtlinge.

Die Publizistin Dr. Helga Hirsch beschreibt in einem Vortrag vor dem bayrischen Landtag die Situation der Flüchtlinge und Vertriebenen:

»Die Zugehörigkeit zur selben Nation erwies sich also keineswegs als große Klammer, die zur Herausbildung einer Solidargemeinschaft geführt hätte. Vielmehr beschäftigte keine andere Frage die Nachkriegsgemeinden so sehr wie die nach dem Schutz vor den ›Zumutungen‹ und der ›Überfremdung‹ durch die Flüchtlinge. Die Einheimischen verteidigten nicht nur ihre Wohnungen, in denen Zwangseinquartierungen vorgenommen wurden, sie verteidigten auch ihre Positionen als Bürgermeister, Angestellte, Handwerker oder Beamte, denn überall war auf einmal Konkurrenz. Vertriebene galten als ›Polacken‹, ›Kaschubenpack‹, ›Zigeuner‹, die, wären sie nur anständig gewesen, nicht vertrieben worden wären.

Flüchtlinge und Vertriebene waren die ungeliebten Fremden, auf dem Land mehr noch als in der Stadt. Fremdkörper eben, niederschlesische Protestanten in einer Umgebung von bayerischen Katholiken, Bauern mit ostpreußischem oder sudetendeutschem Dialekt in einer nordrhein-westfälischen Arbeitersiedlung, verwitwete Frauen mit drei, vier Kindern, die als Konkurrentinnen auf dem einheimischen Heiratsmarkt auftraten, der durch die Dezimierung der Männer sowieso schon kompliziert geworden war. Außerdem galten Flüchtlinge als unstete Gesellen, die in den Dörfern angeblich nicht zupackten, keine Ausdauer besaßen, ins Handwerk oder in die Industrie überwechselten, sobald sich die Gelegenheit dazu bot, kurz: all jene ungeschriebenen Gesetze nicht beachteten, aus der die Dorfgemeinschaft ihr Selbstverständnis zog. ›Jeder Hof ist völlig zersetzt durch das Ferment der Flüchtlinge‹, gab ein Rittergutbesitzer aus dem niedersächsischen Eversen zu Protokoll. ›Sie sind familien- und arbeitsfremd und diese seelischen und geistigen Imponderabilien sprengen den geschlossenen Charakter von Dorf und Hof dauernd auseinander.‹

In den Fünfzigerjahren lebten die Vorbehalte gegenüber den Vertriebenen noch einmal auf. Nun allerdings nicht mehr in Form verächtlicher Urteile über die Habenichtse, sondern als Neid angesichts der strebsamen ›Häuselebauer‹. Denn in fast allen Städten und Dörfern sind Siedlungen entstanden, in denen Vertriebene mit günstigen Krediten oder auch mit Teilen des Lastenausgleichs sich ihre Häuser gebaut haben. Über den angeblichen Besitz der Vertriebenen machten sich die Einheimischen lustig. Auf die Frage: ›Wer ist der erste Vertriebene?‹ lautete die Antwort: ›Der Mond. Er stammt aus dem Osten und hat einen Hof.‹ Soll heißen: »Die Vertriebenen erschleichen sich über den Lastenausgleich zu Unrecht Entschädigung.«[12]

An den Diffamierungen hat sich heute nichts geändert. Wir finden leider auch heute immer wieder viele Vorbehalte, denen Flüchtlinge begegnen.

Wenn heute gefordert wird, dass eine »Zuzugssperre« für Deutschland verhängt wird, so erinnert das daran, dass z. B.

Ende der 40er-Jahre am Bremer Hauptbahnhof das Schild hing:

»*Wir können niemanden mehr aufnehmen. Bremen hat Zuzugssperre.*«[13]

Die deutschen Vertriebenen aus Bessarabien (einer Region Rumäniens) wurden z. B. als »Ausländer« oder »Bessarabier« bezeichnet und ausgegrenzt. Der Impuls, Zureisende als Fremde und Bedrohung zu betrachten, war bei vielen deutlich stärker als das Gefühl nationaler Zusammengehörigkeit.

Die letzten Lager für die Vertriebenen wurden erst nach über 20 Jahren aufgelöst. Viele Lager waren vorher Konzentrationslager, Fabrikhallen, SS-Kasernen ... Wer in der Schule oder anderswo diese Lager als Adresse angab, wurde stigmatisiert. Die Bezeichnung »homo barackiensis« war gebräuchlich. Manche Lager, die Ende der 50er-Jahre aufgelöst worden waren, wurden durch die Flüchtlingswellen aus der DDR vor dem Mauerbau wieder reaktiviert. Vorschläge, für Vertriebene und Flüchtlinge »Arbeitslager« mit Zwangsarbeit einzurichten oder ihnen das Wahlrecht zu entziehen, gab es häufig.

Die Vertriebenen und Flüchtlinge wurden oft rassistisch beschimpft und ausgegrenzt.

Wenn heute ältere Menschen Angst haben, dass ihnen »die Wohnungen weggenommen« werden, dann mag das auf die Nachkriegs-Erfahrungen mit Zwangseinquartierungen zurückzuführen sein. Doch viele heutige Vorbehalte von Menschen aus allen Generationen gehen tiefer, sind auf eine Gemengelage von Ängsten, Besitzstandswahrung und Abwertungen zurückzuführen. Besonders letztere haben in Deutschland und Österreich eine lange Tradition. Zu den Abwertungen gehört, dass viele Flüchtlinge als »Wirtschaftsflüchtlinge« diffamiert und ausgegrenzt werden.

»Wirtschaftsflüchtlinge«? - »Politische Flüchtlinge«?

Oft wird verlangt, genau zwischen politischen Flüchtlingen, die aus Gründen der Verfolgung Asyl beantragen, und sogenannten Wirtschaftsflüchtlingen zu unterscheiden. Diese Unterscheidung ist sehr schwierig zu treffen. Ja, es gibt Menschen, die aufgrund der besseren Lebensbedingungen nach Europa kommen und sich als politisch Verfolgte ausgeben, weil sie wissen oder hoffen, dass sie dann eher bleiben können. Große wirtschaftliche Unterschiede auf der Welt führen immer dazu, dass Menschen aus ärmeren Gegenden versuchen, in reichere Gegenden zu gelangen, um dort ein besseres Leben zu haben. Wer will es ihnen verdenken? Das war schon immer so und das wird immer so sein.

Wer den Flüchtlingen genau zuhört und wer die Erfahrungen der deutschen Fluchtbewegungen zwischen der DDR und der BRD untersucht, wird feststellen, dass es mehr braucht, als nur die Sehnsucht nach einem höheren Einkommen, besserer Ernährung, einer größeren Wohnung und dergleichen mehr. Es muss ein Szenario der Hoffnungslosigkeit im Herkunftsland hinzukommen. Wer dort keine Perspektive mehr hat, Arbeit zu finden, eine Familie gründen zu können, seinen Kindern ein besseres Leben zu ermöglichen, der beginnt zu überlegen, woanders hinzuziehen. Denn dieser Umbruch, diese Flucht, diese Migrationsbewegung ist kein Urlaub, keine leichte Entscheidung, ist immer ein Weg ohne Wiederkehr, beinhaltet den Verlust der Heimat, den Abschied von Freunden und Verwandten, beinhaltet das große Risiko zu scheitern oder sogar auf der Flucht zu sterben. Die Hoffnungslosigkeit, die Perspektivlosigkeit, die zur Migration führt, die diese Migration erzwingt – zumindest im Erleben der Betroffenen – ist dann oft verknüpft mit Erfahrungen politischer Unterdrückung. Wer in Deutschland in der damaligen DDR lebte, war oft in der Situation dieser Perspektivlosigkeit, und sicherlich war die Aussicht auf ein besseres Leben im Westen verlockend und ein Grund, warum viele geflohen sind. Doch dieser eine Grund war nicht zu trennen von den Erfahrungen im politischen System in der damaligen DDR, von fehlender Meinungsfreiheit, von der Koppelung der Bildungsmöglichkeiten der Kinder an die »richtige« Weltanschauung, von allen möglichen Beschränkungen gesellschaftlicher und individueller Initiativen, von all den Nachteilen eines totalitären Regimes. Ein auch in materieller Hinsicht gutes Leben zu führen, diese Sehnsucht haben viele Menschen. Doch reicht diese Sehnsucht, um wie damals Verhaftung und Gefängnis zu riskieren? Um das Wagnis der Flucht auf sich zu nehmen, kommt oft ein Konglomerat von Faktoren zusammen, das Emigration individuell als erzwungene Migration spürbar werden lässt. Dass dann im Westen in den Flüchtlingslagern und bei den Befragungen durch die Polizei und die vielen Ämter die politischen Gründe in den Vordergrund gestellt wurden, war von den Flüchtlingen aus gesehen klug – das musste man angeben, damit man steuerliche und wirtschaftliche Vorteile nutzen konnte. Und es verhalf zu größerer Anerkennung.

In den 50er-Jahren kamen viele Flüchtlinge aus der DDR nach West-Berlin, und auch damals wurde schon versucht, die Trennung zwischen politischen und Wirtschaftsflüchtlingen aufrechtzuerhalten. Wer als Wirtschaftsflüchtling ankam, durfte in West-Berlin nicht arbeiten und wurde in besonderen Lagern, meist Kellern und Schuppen, untergebracht. Man tat alles, um diese Menschen dazu zu bewegen, wieder zurück in die DDR zu gehen. Politiker, ja sogar Minister, riefen über Radiosendungen auf, die DDR nur zu verlassen, wenn man es aus politischen Verfolgungsgründen nicht mehr anders dort aushalten könne. Auch damals schon wurden Argumente angeführt, dass der Westen voll sei und man nicht für alle Sicherheit und Arbeit bieten könne.

Alle wissen, dass dieser Versuch, Wirtschaftsflüchtlinge aus der DDR fernzuhalten, gescheitert ist. Dreieinhalb Millionen Menschen verließen damals die DDR, bis schließlich die Mauer gebaut wurde. Und auch in den letzten Monaten vor 1989 brachen die Grenzen nicht nur zusammen, weil die Regimes in Osteuropa marode wurden, sondern auch, weil die Flüchtlinge über Ungarn, über Jugoslawien und Rumänien gegen diese Grenzen drängten und sie durchbrachen. Bis schließlich mit dem Fall der Mauer der Versuch, durch starre Grenzen Flüchtlingsbewegungen aufzuhalten, endgültig gescheitert war.

Historisch gesehen gab es – wie gesagt – immer wieder Versuche, Menschen aus ärmeren Gegenden, die sogenannten Wirtschaftsflüchtlinge, fernzuhalten. Und historisch gesehen sind solche Versuche auf Dauer immer gescheitert. Rechtlich ist in der Bundesrepublik die Unterscheidung zwischen Asylsuchenden und sogenannten Wirtschaftsflüchtlingen geboten. Auf die einzelnen Personen geschaut, verschwimmen die Unterschiede, vor allem dann, wenn wir den traumatischen Prozess, in dem sich viele Flüchtlinge befinden, ernst nehmen. Nicht nur diejenigen, die als Asylsuchende und Asylberechtigte anerkannt werden, können sich in einem traumatischen Prozess befinden.

Leugnen der Traumata und Folgen der Tabuisierung

Gab es anfangs im Westen unterschiedliche Bezeichnungen für die Migrant/innen, so wurde Anfang der 50er-Jahre gesetzlich geregelt, dass die Bezeichnung »Flüchtlinge« für die Menschen aus der DDR reserviert wurde, während alle, die aus den sogenannten Ostgebieten kamen, als »Vertriebene« bezeichnet wurden. In der sowjetischen Besatzungszone und dann der DDR durften selbst diese Bezeichnungen nicht verwendet werden. Die Vertriebenen und Flüchtlinge wurden dort anfangs als »Umsiedler«, später als »Neubürger« bezeichnet.

Diese Wortschöpfungen sind Ausdruck davon, dass die traumatischen Erfahrungen der meisten Flüchtlinge und Vertriebenen der 40er-, 50er- und 60er-Jahre geleugnet und tabuisiert wurden.

Wenn wir, Jahrgang 1949 und 1952, an die politische Atmosphäre ab 1968 zurückdenken, so spaltete sich damals die Gesellschaft in diejenigen, die weiter die Schuld und damit auch die Ängste der Nazi-Zeiten verdrängten, die angeblich »nichts gewusst« hatten und für die »endlich Schluss mit den alten Geschichten« sein sollte, und in diejenigen, die wollten, dass die Eltern- und Großelterngeneration endlich ihre Schuld und Mitschuld anerkannten. So wichtig es war, dass damit zumindest teilweise das Schweigen und Tabuisieren der Erfahrungen von Krieg und Nationalsozialismus aufgebrochen wurde, so beschränkt waren die Impulse, die davon ausgingen. Das Leid der Vertriebenen zum Beispiel blieb weitgehend ungewürdigt und blieb verborgen hinter dem nationalistischen Auftreten der Vertriebenenverbände. Dass es Schuld gab und Not, Tätersein und Opfersein, individuelles

Elend und gesellschaftliche Verantwortlichkeit, dass es viele Widersprüche und Widersprüchlichkeiten auszuhalten galt, das wurde zu wenig wahrgenommen und gewürdigt. Unsere Haltung heißt: »Würdigen, was ist.« Und das bedeutet, dass weder Schuld und Verbrechen tabuisiert werden dürfen, noch individuelle Angst und Not.

Dass darüber hinaus lange Zeit geleugnet wurde, dass Krieg und Flucht überhaupt seelische Folgen haben können, hat nicht zur Aufklärung über Kriegs- und Traumafolgen beigetragen. In Deutschland gab es während des Ersten Weltkriegs eine Auseinandersetzung unter Psychiatern, ob die damals sogenannten »Kriegszitterer« an seelischen Kriegsfolgen litten oder sich nur vom Wehrdienst befreien oder eine Rente erschleichen wollten. In diesem Streit siegte die letztere Auffassung und bestimmte die folgenden Jahrzehnte. Bis in die 80er-Jahre hinein wurden laut höchstrichterlicher Rechtsprechung in der BRD Rentenanträge wegen psychischer Leiden im Gefolge der Kriegsjahre abgelehnt, weil es angeblich keine seelischen Leiden durch Krieg und Kriegsfolgen gäbe. In den USA wurde der Traumabegriff in die psychiatrische Diagnostik (DSM) erst 1980 als Posttraumatisches Belastungssyndrom erstmalig eingeführt. Es war auffällig geworden, dass durch Mord und Suizid mehr US-amerikanische Vietnam-Soldaten getötet wurden als durch die Kampfhandlungen in Vietnam selbst.

Die Tabuisierung von traumatischem Erleben und seinen Folgen wird auch durch die Tatsache verstärkt, dass traumatische Erfahrungen meist mit Scham- und Schuldgefühlen der Opfer besetzt sind, auf die wir später noch eingehen werden. Traumata und Traumafolgen sind intime Erfahrungen, über die Menschen nicht oder nicht gern in der Öffentlichkeit reden. Selbst mit vertrauten Personen darüber sich auszutauschen, setzt nicht nur hohes Vertrauen, sondern auch das Überwinden einer Hemmschwelle voraus.

Diese eher persönlichen wie die erwähnten gesellschaftlichen Faktoren bewirkten zusammen, dass die Not und der Schmerz der Menschen in den deutschen Flüchtlingsbewegungen verschwiegen, ja tabuisiert wurden. In der Öffentlichkeit wurde geschwiegen und in den Familien auch.

Viele dieser Menschen zerbrachen an den Folgen der traumatischen Fluchterfahrungen. Sie wurden seelisch oder körperlich krank oder versuchten, die Traumafolgen mit Alkohol zu bekämpfen, was zu neuem Leiden führte. Die meisten Flüchtlinge und Vertriebenen begnügten sich nicht, auf Hilfe zu warten, sondern packten an und nahmen ihr Schicksal tatkräftig in die Hand. Sie stellten das Handeln in den Mittelpunkt ihres (familiären) Lebens, nicht das Spüren und Fühlen, das Reden und Erzählen. Sie arbeiteten und ließen ihre Kinder eifrig lernen, sie taten alles dafür, ein besseres Leben für sich und vor allem für die Kinder zu erreichen. (»Du sollst es einmal besser haben.«) Sie sparten und bauten, sie strengten sich an: Leistung und Strenge bestimmten die Haltung sich selbst und den Familienmitgliedern, vor allem den Kindern, gegenüber und ihre Haltung zum Leben.

Diese Leistungsorientierung und Disziplin wurzelten auch in den Arbeitsideologien und den pädagogischen Grundsätzen sowohl des Preußentums als auch des Nationalsozialismus. Damit waren sie groß geworden, das war zu ihrer Bewältigungsstrategie geworden: Keinen Schmerz zeigen, nicht jammern, sondern anpacken.

Wir sind sicher, dass es das »Wirtschaftswunder« und den gelungenen Wiederaufbau in Deutschland und Österreich ohne die Flüchtlinge und Vertriebenen nicht oder nicht in diesem Maße gegeben hätte. Von Ökonomen und Historikern wird oft darauf hingewiesen, dass die Flüchtlinge und Vertriebenen die traditionellen landsmannschaftlichen und konfessionellen Strukturen »durcheinander wirbelten« und damit zur Modernisierung beitrugen.

Doch der Preis war hoch und viele Menschen zahlen ihn immer noch.

Es gab keine Kultur des Trauerns. Wenn Leid nicht benannt werden darf, wenn Schmerzen nicht geteilt werden können, dann ist das Trauern nicht möglich oder eingeschränkt. Trauern ist aber das Gefühl des Loslassens. (Wir gehen später darauf ein). Für die Trauer der Flüchtlinge und Vertriebenen gab es keinen Raum.

Mit der Trauer blieben auch viele andere Gefühle auf der Strecke. Leistung statt Lächeln, das war oft die Devise.

All das führte zu Vereinzelung vieler Menschen, in den Familien und auch zur Isolierung als Familie. »Wir sind uns genug«, »Wir müssen zusammenhalten« – das waren die Versuche, neue Heimaten, neue Zugehörigkeit zu schaffen, wenn die alte Heimat zerstört und unerreichbar war.

Der Prozess der europäischen Vereinigung ist eine nicht zu überschätzende Basis dafür, dass Fremde allmählich nicht nur als Bedrohung wahrgenommen wurden. Der Tourismus, die Öffnung der Grenzen, der Jugendaustausch und vieles andere mehr schufen Möglichkeiten der Begegnung und Verständigung. Nicht bei allen, aber bei immer mehr Menschen. Und als dann 1989 die Mauer fiel, öffneten sich Deutschland und Europa nach Osten. Das brachte viele Veränderungen. Zum einen gab es wieder eine millionenfache Binnenwanderung innerhalb Deutschlands. Mit Ängsten auf allen Seiten, aber auch mit einer Willkommenskultur, wie sie in Deutschland historisch einmalig war. Und damit sind wir bei den Schlussfolgerungen, die aus diesen Erfahrungen zu ziehen sind.

Aus der eigenen Geschichte lernen

Wir können aus der Geschichte der Flüchtlingsbewegungen lernen und wir müssen daraus lernen. Fünf große Einsichten sollten wir beherzigen und daraus Konsequenzen ziehen.

Die erste Einsicht besteht darin, dass es nicht nur Ängste vor dem Islam oder vor Menschen anderer Kulturen und Hautfarben sind, die Ablehnung und Abwehr produzieren. Was heute die Angst vor dem Islam ist, war früher die Angst vor den Protestanten. Was heute die Abwehr von Menschen z. B. aus arabischen Kulturen ist, war früher die Abwehr von Menschen aus den »Ost-Kulturen« Ostpreußens oder des Sudetenlands. Was heute die rassistische Abwehr von Menschen anderer Hautfarbe ist, war früher gegen die Menschen gerichtet, die nicht ostfriesisch blond waren oder dem »germanisch-slawischen Völkergemisch« angehörten. Ängste und Abwehr finden anscheinend immer einen Grund, besser gesagt: einen Anlass, an dem sie sich festmachen. Die Anlässe sind austauschbar, wir sollten tiefer suchen und uns nicht nur mit den Anlässen beschäftigen.

Die zweite Einsicht besteht darin, dass die meisten Vertriebenen und Flüchtlinge traumatisiert waren und dass das Verschweigen dieser Tatsache viel Leid hervorgerufen bzw. verstetigt hat. Es gab und gibt zahlreiche Spätfolgen der Tabuisierung, materielle, seelische und soziale. Wir sollten daraus lernen, die Traumata und ihre Folgen nicht zu tabuisieren, sondern sie zu erkennen und uns so früh und so gut wie möglich mit Hilfs- und Unterstützungsmöglichkeiten zu beschäftigen.

Die dritte Einsicht sollte unseres Erachtens nach darin bestehen, dass wir auf die Wurzeln von Ablehnung und Rassismus schauen. Diese bestehen oft darin, dass Menschen die Erniedrigung und Abwertung anderer brauchen, um sich zu erheben und den eigenen Status zu behaupten. Oft ist das damit verbunden, dass eigene Traumatisierungen oder Traumafolgen, die über Generationen weitergegeben wurden, verdrängt werden. Oder dass eigene individuelle oder gesellschaftliche Schulderfahrungen ignoriert und auf »Fremde« projiziert werden. Wenn zum Beispiel die Schuld an den Verbrechen des Nationalsozialismus immer auf die »Faschisten« abgewälzt wurde und wird, ohne dass wenigstens der Gedanke zugelassen wird, dass Angehörige der eigenen Familie beteiligt gewesen sein könnten, dann wird auch leicht »den Flüchtlingen« die Schuld und Verantwortung für alles Ungemach zugewiesen. Wenn die eigene Not der Flüchtlingsgeschichte verdrängt wird, dann kann auch die Not der jetzigen Flüchtlinge wenig oder gar nicht gesehen werden. Wenn die eigenen Ängste nicht zugelassen werden, dann werden »die Fremden« zu den Angstmachern. Wir wollen politische Haltungen und Prozesse nicht allein auf psychologische Faktoren zurückführen. Doch diese spielen eine wichtige Rolle. Das sollten wir wissen und uns damit beschäftigen.

Denn die Auseinandersetzung mit der eigenen Vergangenheit ist ein Faktor, der die Haltung gegenüber Flüchtlingen verändert. Das ist die vierte Einsicht.

Warum verändert sich etwas in Deutschland? Wir bewerten es als eine enorme Veränderung, dass es so viele Menschen gibt, die Flüchtlinge unterstützen, die ihnen helfen – durch Spenden, durch Taten, durch geopferte Urlaubstage, durch tätige Hilfen. Das wäre vor 20 Jahren nicht möglich gewesen, geschweige denn davor. Ein wichtiger Hintergrund dafür ist, dass viele Menschen sich mit den Folgen der Kriegstraumata in Deutschland beschäftigen. Sie schauen damit auch ihren eigenen Ängsten ins Auge beziehungsweise den Ängsten, die sie von ihren Eltern und Großeltern übertragen bekommen haben. Das macht freier und offener und ermöglicht, die eigene Geschichte anzunehmen. Zur eigenen Geschichte gehört, dass Deutschland ein Flüchtlingsland ist. Wer das annehmen, wer sich damit auseinandersetzen kann, kann auch offener auf Flüchtlinge zugehen, kann Mitgefühl für sich empfinden und somit auch mit den traumatisierten Menschen, die nach Deutschland kommen.

Wir beobachten – das ist die fünfte Einsicht – eine Spaltung in der Haltung gegenüber Flüchtlingen. Da teilt sich eine Linie wie ein seitlich liegendes V. Die eine Linie umfasst die Abwehr und die Ablehnung, die andere das tätige Mitgefühl und das Willkommen.

Solche Spaltungen sind auch in anderen Ländern im Umgang mit Flüchtlingswellen zu beobachten. Wir wollen und können es nicht bei den beiden mehr oder weniger auseinander driftenden Polen »Ablehnung« bzw. »Willkommen« belassen. Wir brauchen ein drittes Element, einen dritten Pol: die Würde.

Das bedeutet: Wir sollten würdigen, dass Deutschland ein Flüchtlingsland ist, dass wir mit der Aufnahme, der Integration und Ablehnung schon zahlreiche Erfahrungen gemacht haben, dass es im Umgang mit Flüchtlingen Solidarität gab und viele Verletzungen, viele Narben. Wenn wir diese würdigen, wenn wir unsere Geschichte offen und ehrlich betrachten, so gut es uns möglich ist, werden wir Angst und Verdrängung abbauen und einen würdigenden Umgang mit uns und den Flüchtlingen finden.

Zu diesem Würdigen gehört immer eine Begegnung mit anderen Menschen. Würde ist nichts, was wir nur in uns haben, es ist immer eine Begegnung, ein Würdigen anderer Menschen und ein Gewürdigt-Werden durch andere. Viele alte und neue Flüchtlinge haben das große Problem, dass sie sich nicht zugehörig fühlen oder es ihnen schwerfällt, sich zugehörig zu fühlen. Diese Zugehörigkeit gelingt manchmal erst in der zweiten oder dritten Generation, selten in der ersten, sie ist ein Prozess des Ringens. Zugehörigkeit kann nicht beschlossen oder verkündet werden. Sie entsteht aus einer Vielzahl von Begegnungen zwischen einzelnen Menschen. Zugehörigkeit wird jeden Tag geschaffen und nicht im Bundestag beschlossen (auch wenn dort für die gesetzlichen und finanziellen Rahmenbedingungen gesorgt werden muss). Jeden Tag muss sie an den Orten, an denen Menschen sich begegnen, geschaffen werden, auf dem Schulhof, am Arbeitsplatz, in der Straßenbahn und an vielen Orten mehr.

Das Wort »Würde« leitet sich ab von »Wert« und bezeichnet, dass jemand etwas »wert« ist.

Unsere Schlussfolgerung zum Thema Würde und Würdigen lautet, dass man sich um die Wertschätzung kümmern und zu einer Haltung gelangen muss, die davon ausgeht, dass *jeder* Mensch einen Wert hat. Nicht, weil er etwas leistet, nicht, weil er Christ, Moslem oder Jude ist, nicht weil er Deutscher, Sudanese oder Afghane ist, sondern weil er Mensch ist. Wir

Deutschen sind Kinder und Kindeskinder einer Gesellschaft, die unmenschlich war. Unsere Tradition in Europa besteht darin, Flüchtlinge, die nach Europa kommen, als minderwertig zu betrachten. Seit über 2.000 Jahren wurden die, die von »draußen« kamen und »hinein« wollten, als »Barbaren« bezeichnet. Der Nationalsozialismus hat das auf die Spitze getrieben. Indem er andere Völker, Religionen und Kulturen in Deutschland und außerhalb von Deutschland zu Barbaren, zu »Minderwertigen« erklärt hat, hat er ein barbarisches System aufgebaut. Auch heute müssen Terroristen andere entmenschlichen, damit sie eine Rechtfertigung für ihr Morden konstruieren können.

Die Würde und der Wert der Menschen sind untrennbar miteinander verbunden. Wenn wir zulassen, dass manche Menschen als wertlos behandelt werden, dann sind wir potenziell alle wertlos, egal, ob Flüchtlinge oder Einheimische. Das heißt nicht, dass wir mit allem einverstanden sind, wie jemand lebt, und dass es nicht notwendig ist, Verletzungen der Würde zu bekämpfen. Im Gegenteil: Die Würde der Menschen ist in jedem Fall zu verteidigen. Diese grundlegende Haltung ist entscheidend.

Diese Haltung der Würdigung hat zur Konsequenz, wie Menschen, wie Flüchtlinge sich fühlen, ob sie sich angenommen fühlen oder nicht. Wenn wir Flüchtlinge fragen, welcher Generation von Flüchtlingen sie auch immer angehört haben, was ihnen gefehlt hat, was sie gebraucht hätten, dann kommen sie immer wieder auf diesen Punkt. Dann wird nicht eine größere Wohnung und eine besser bezahlte Arbeit genannt, sondern es wird gesagt: »Dass ich als Mensch angesehen werde, dass ich als Mensch behandelt werde wie die anderen (Deutschen) auch.« Das hören wir immer wieder. Mit der entsprechenden Würde steht und fällt die Frage von Aufnahme, Willkommenskultur und Integration – sie zeigt sich daran und ist spürbar oder nicht.

Mit der Würde und dem Recht auf Würdigung haben wir einen Wertmaßstab, der für Deutsche wie für Flüchtlinge, für Menschen jeder Nationalität und Religion, gilt und gelten muss. Niemand ist ein guter Mensch, weil er Flüchtling oder Deutscher oder wer auch immer ist – jeder sollte sich dagegenwenden, wenn jemand gedemütigt oder geschlagen wird. Wir haben und wir fordern eine gemeinsame Kultur der Werthaltigkeit menschlichen Lebens und der Achtung der Menschenrechte. Diese Werte gilt es zu schützen, gegen Rassisten, die Flüchtlingsunterkünfte anzünden und auch gegen Flüchtlinge, die andere Flüchtlinge verletzen. Das ist der Maßstab der Integration.

Dies ist die Essenz der Schlussfolgerungen aus unserer Geschichte: Jeder Mensch ist es wert oder keiner.

Kapitel 5
Was traumatisierte Flüchtlinge brauchen

Geborgenheit

Traumatisierte Flüchtlinge sind, wenn Sie und wir ihnen in unserem Land begegnen, Überlebende schrecklicher Erfahrungen. Was brauchen sie und was können wir dafür tun, um sie in ein Leben, das sich dieser Bezeichnung als würdig erweist, zu begleiten?

Traumatisierte Flüchtlinge, die immer wieder Erfahrungen existenzieller Verunsicherung machen mussten, brauchen primär Sicherheit.

Traumatisierte Flüchtlinge, deren Vertrauen in die Welt, in andere Menschen und sich selbst nachhaltig gestört und verstört wurde, brauchen ebenso Erfahrungen des Vertrauens – in sich und andere.

Traumatisierte Flüchtlinge, die, was viele menschliche Begegnungen betrifft, »aus der Kälte kommen«, brauchen menschliche Wärme.

In unserem Sprachgebrauch heißt das: Sie brauchen Erfahrungen der Geborgenheit.[14] Geborgenheit ist, wie alle Gefühle, schwer zu beschreiben, aber leicht zu spüren. Sie ist nicht messbar, nur erlebbar. Es ist kein Gefühl, das sich auf konkrete Menschen richtet, wie etwa der Zorn auf den Nachbarn oder die Angst vor dem Vorgesetzten oder die Liebe zu einer anderen Person. Zumeist ist Geborgenheit eher unbestimmt, was die Richtung betrifft. Sie beschreibt ein gefühltes Wechselverhältnis zwischen einer Person und dem nahen Lebensraum.

Wenn wir traumatisierte Flüchtlinge, die sich schon längere Zeit in Deutschland aufhalten, fragen, was sie brauchen oder gebraucht hätten, dann begegnen wir oft dem Wunsch nach mehr Geborgenheit. Ganz gleich, welche Worte und welche Sprache dafür gewählt werden, immer wieder geht es ihnen darum. Danach sehnen sie sich und es klingt Stolz und Freude durch, wenn sie sich gegenwärtig zumindest manchmal geborgen fühlen können.

Geborgen sind wir in dem Raum, den wir ergreifen und erreichen können, mit Händen, unseren Blicken und unserem Gehör. Traumatisierte Menschen, die aus der Welt und damit aus der Geborgenheit gefallen sind, erleben sich oft als nicht zugehörig zu ihren Familien, zur Schulklasse, zu ihren Freund/innen, zur Gesellschaft und vermissen das Selbstverständnis, »in sich zu wohnen«, wie wir es ausdrücken.[15] Dass sich Flüchtlinge in der Fremde fremd und nicht zugehörig fühlen, liegt nahe. Doch das beruht nicht nur darauf, dass sie fremd in einem fremden Land mit fremder Sprache und Kultur sind, sondern ist auch Ausdruck der traumatischen Erfahrungen. Ein Trauma wirft Menschen aus dem In-sich-Wohnen und aus der Zugehörigkeit.

Doch zurück zur Geborgenheit. Das Wort Geborgenheit kommt nicht von »borgen« sondern von »Burg«. In der Burg waren Menschen geschützt vor ihren Feinden, in die Burg zogen sie sich bei Angriffen in Sicherheit zurück. Geborgenheit beinhaltet deswegen in erster Linie ein Geschütztsein, Schutz vor Gefahren und Bedrohungen, vor Verletzungen und Kränkungen.

Unsicherheiten und Verunsicherungen sind der Feind der Geborgenheit. Das Gefühl des Bedrohtseins, das der Verlust der Geborgenheit mit sich bringt, ist bei traumatisierten

Flüchtlingen aufgrund ihrer lebensbedrohlichen Erfahrungen ein oft durchgängiges Gefühl. Gegen diese Art der Bedrohung konnten und können sie sich nicht wehren. Und so können sie auch das Gefühl der Bedrohung nicht einfach ablegen.

Ein Flüchtling erzählt:

»In meinem Dorf war nicht alles gut, aber irgendwie kamen wir zurecht, und wir fühlten uns sicher. Natürlich mussten wir hart arbeiten und um unseren Lebensunterhalt kämpfen, und natürlich gab es auch Streitigkeiten untereinander. Wir fühlten uns nicht immer hundertprozentig sicher, aber doch meistens. Wir hatten keine Angst um unser Leben oder um unsere Existenz. Doch dann, durch den Krieg und die Flucht und all das, was wir da mitgemacht haben oder von anderen mitbekommen haben. Ich merke das in mir. Ich passe immer auf, und ich erwarte von den meisten Menschen nur Schlechtes. Ich weiß ja, dass das nicht stimmt und dass es hier viele gute Menschen gibt. Ich weiß ja auch, dass uns viele geholfen haben. Aber irgendwie ist das seitdem in mir drin. Ich fühle mich so, ja wie nackt, wie ein Ball, den jeder treten kann, überall hin.«

Geborgenheit ist vor allem auch ein soziales Gefühl. Die Blicke eines Menschen sind bedeutsamer als eine Kerze. Es braucht Menschen, denen man vertrauen kann und die für einen einstehen.

Deswegen gehört neben Sicherheit und Schutz als zweites Element das Vertrauen zur Geborgenheit. Eine Frau aus dem Südsudan erzählt:

»Ich habe eine Begleiterin. Die begleitet mich überall hin und hilft mir. Berta heißt sie. Sie bekommt kein Geld dafür. Sie macht das einfach so. Sie mag mich. Und ich sie. Am Anfang war ich misstrauisch, doch jetzt lerne ich, ihr zu vertrauen. Ja, ich vertraue ihr. Das fällt mir schwer, anderen Menschen zu vertrauen. Früher konnte ich das. Jetzt eigentlich nicht mehr. Da ist zu viel Schlimmes passiert. Ich denke immer, alle Menschen sind eigentlich böse, alle wollen Schlimmes mit mir machen. Doch Berta vertraue ich.«

Aus parteilicher Unterstützung kann Vertrauen entstehen. So wie in diesem Beispiel. Vertrauen entsteht auch über Berührung. Das kann körperliche Berührung sein, aber auch das Berührtsein durch ein Lächeln oder eine freundliche Geste. An die Hand genommen zu werden, konkret und im übertragenen Sinn, berührt durch die Unterstützungsbereitschaft, die sich darin ausdrückt.

Vertrauen hat viel mit Vertrautheit zu tun. Wer einmal im Krankenhaus war, oder gar auf der Intensivstation, weiß, wie beängstigend diese fremde Umgebung wirkt und Befremden und Verunsicherung hervorruft, selbst wenn der Verstand sagt, dass diese Umgebung Gesundheit und Leben sichert. Schon die seltsamen und kühlen Geräte eines Röntgenapparates wirken auf die meisten Menschen wie das Gegenteil von Geborgenheit. Flüchtlinge leben in einer fremden Umgebung – mit fremden Gegenständen, fremden Menschen, fremden Regeln, fremden Geräuschen ... Und wenn sie auf der Flucht traumatische Erfahrungen durchleben mussten, dann wird der Blick auf diese fremden Umgebungen durch Misstrauen und Angst geprägt, so dass Vertrautheit als Bestandteil von Geborgenheit nur schwerlich entstehen kann. Hier neue Vertrautheit zu entwickeln und damit zum Entstehen eines Gefühls von Geborgenheit beitragen zu können, bedarf langer Zeit. Es ist wichtig, dass wir, jede/r von uns und unsere Gesellschaft, Flüchtlingen diese Zeit zugestehen.

Geborgenheit gedeiht in einer Atmosphäre der Wärme. Warmes Licht, Kerzen und ein liebevoll gedeckter Tisch können helfen, eine Atmosphäre der Geborgenheit zu schaffen. Doch vor allem ist Geborgenheit Beziehungswärme. Der ältere Mann, der mit seinen Freunden zusammen Skat spielt, die Jugendlichen, die in der Clique abhängen, die Familie, die sich zu Weihnachten trifft und vor der Bescherung singt, all diese Menschen fühlen sich geborgen, wenn sie ihre Umgebung und die Beziehungen zu den anderen warm und wärmend erleben, wenn sie sich willkommen und erwünscht fühlen. Ein Jugendlicher aus Tschetschenien erzählt:

> *»Ich habe mir geschworen, nur noch Deutsch zu sprechen. Ich will hier ankommen. Ich will hier meine Zukunft leben. Und eine Familie gründen und einen Beruf lernen und so. Aber ich ertappe mich oft, dass ich mit anderen, die aus meiner alten Heimat kommen, nicht Deutsch spreche, sondern Russisch. Ich habe ein paar Freunde, die alle aus Russland kommen. Ich kenne niemanden, der Tschetschenisch spricht. Das vermisse ich sehr. Russisch spreche ich auch wie eine Muttersprache. Ich bin in beiden Sprachen groß geworden. Russisch ist für mich aber auch die Sprache der Bösen, der bösen Erfahrungen.«*

Sprache bedeutet für viele Flüchtlinge Zugehörigkeit und Vertrautheit. Die traumatisierten Menschen haben oft zu ihrer Muttersprache wie dieser Jugendliche ein widersprüchliches Verhältnis. Einerseits repräsentiert sie die schlimmen, oft traumatisierenden Erfahrungen, andererseits ist sie Ausdruck der früheren Zugehörigkeit und Selbstverständlichkeit und wird als Mutter-Sprache mit Wärme assoziiert.

So suchen viele traumatisierte Flüchtlinge Wärme und finden sie im Kontakt mit Menschen, die ihre Sprache sprechen. Fast immer sind das auch Menschen, die gleiche oder ähnliche Erfahrungen gemacht haben. Darüber braucht nicht geredet zu werden. Darüber verständigen sich die traumatisierten Flüchtlinge auch ohne Worte. Diese Vertrautheit der gemeinsamen Erfahrungen schafft eine Wärme des Kontaktes.

Traumatisierte Flüchtlinge haben Erfahrungen zwischenmenschlicher Kälte durchlebt – umso größer ist ihr Bedürfnis nach Wärme. Diese stellen wir Menschen nicht nur mit dem Thermometer und als »gefühlte Temperatur« fest, sondern spüren sie in Atmosphären und Begegnungen. Die Atmosphäre in einer Dienstbesprechung kann »frösteln« lassen, den Blick eines Menschen erfahren wir als »eiskalt«, der Stimme eines anderen »fehlt jede Spur von Wärme«. Wärme und Kälte sind zwischenmenschliche Empfindungen, die in ihrer Gesamtheit den Grad von Geborgenheit wesentlich bestimmen.

Auf einen Blick

Unterstützen Sie alles, was Sicherheit und Schutz fördert. Ohne Schutz keine Geborgenheit.

Vertrautheit und Vertrauen brauchen Zeit, um sich entwickeln zu können. Haben Sie Geduld.

Bieten Sie an, was wärmt oder wärmen könnte. Wärme statt Kälte – das schafft Geborgenheit.

Reden und Gehört-Werden

Menschen, die unter den Folgen traumatischer Erfahrungen leiden, befinden sich zumeist in einer widersprüchlichen Situation. Auf der einen Seite stehen sie oft noch voller innerer Hochspannung, so erstarrt, dass sie verstummt sind. Vielleicht ist also auch das Verstummen traumatisierter Flüchtlinge Ausdruck der generellen Sprachlosigkeit, die der Anspannung entspringt. Vielleicht finden sie aber auch keine Worte dafür, was sie bewegt und überwältigt. In jedem Fall ist die Tendenz zum Schweigen und zur Sprachlosigkeit unter traumatisierten Menschen sehr verbreitet.

Auf der anderen Seite gibt es das dringende Bedürfnis, sich mitteilen zu wollen, reden zu müssen, um psychisch zu überleben, manchmal mit Wiederholungen, manchmal ununterbrochen, manchmal stockend und spröde. Manche traumatisierte Flüchtlinge neigen eher dem einen Aspekt zu, manche dem anderen, manche schwanken zwischen beiden hin und her, je nach Situation, Atmosphäre oder menschlichem Gegenüber.

Wichtig ist der Respekt vor dem Schweigen. Wer nicht erzählen kann oder nicht erzählen will, darf nicht dazu genötigt werden. Das Schweigen ist ein Schutz, in und nach großer Not. Es braucht oft Zeit, bis diese Art von Schutz nicht mehr nötig ist und Worte gefunden werden können.

Und daneben brauchen traumatisierte Menschen die Ermutigung zu sprechen. Wer sprechen kann und den Schrecken mitteilen kann, kann, wenn dies ohne Druck geschieht, besser die traumatischen Erfahrungen bewältigen. Deswegen ist es notwendig, traumatisierten Flüchtlingen die Möglichkeit zu geben, über ihre Erfahrungen zu reden. Wir betonen noch einmal: Die *Möglichkeit* zu geben! Aishe erzählt:

»Die Pfarrersfrau hat mich so freundlich angeguckt, dass ich erzählen konnte. Es floss einfach so aus mir raus. Ich dachte vorher, ich könnte nie darüber reden, aber jetzt kam es einfach. Und sie hörte zu und hörte zu und schaute mich die ganze Zeit an, und das war gut so. Ich konnte all das erzählen, was vor der Flucht passiert war und dann auch auf der Flucht. Ich konnte erst gar nicht mehr aufhören. Aber danach war es besser.«

Wie dieser Frau geht es vielen: Wenn das, was zurückgehalten wurde, sich plötzlich Bahn bricht, dann stürzt es hervor wie eine Flut. Manchmal nur in kleinen Dosierungen, manchmal alles auf einmal. Dies ist auch der Hintergrund dafür, dass sich viele traumatisierte Menschen in dem, was sie erzählen, wiederholen.

Hamidi hatte seine Familie, seine Frau und seine vier Kinder im Sudan zurückgelassen, als er fliehen musste. Sie lebten in Karthum, als er hörte, dass auf seinen Kopf von einem Warlord ein Preis ausgesetzt wurde und er ganz plötzlich das Land verlassen musste. Seine Frau und seine Familie waren bei entfernten Angehörigen versteckt. Er war nun schon fast ein Jahr in Deutschland und wusste nicht, ob seine Familie noch lebte oder wie es ihr ging. Alle Versuche, über Freunde und Telefon und das Internet Kontakt aufzunehmen, waren gescheitert. Er erzählte immer wieder davon, allen, die es hören wollten, und auch denen, die es nicht mehr hören konnten, dass er sich Sorgen um seine Familie machte. Er sagte drei, vier, fünf Sätze, und dann brach er ab. Er erstarrte. Er fand nicht wirklich Worte für die Angst und die Sorge, die ihn beschäftigten, und gleichzeitig brachen die Angst und die Sorge, versteckt in stereotypen Sätzen, immer wieder aus ihm hervor.«

Wie gesagt: Traumatisierte Menschen brauchen die Möglichkeit zu reden, und sie müssen dafür Gehör finden. Die Frau im ersten Beispiel fand Gehör bei der Pfarrersfrau, die sie, wie sie sagte, so vertrauenerweckend anschaute, dass sie reden konnte. Der Blick ist oft der Schlüssel zu der Erlaubnis, reden zu dürfen. Bei anderen ist es die Körperhaltung, sind es interessierte Worte, ist es der Klang der Stimme oder sind es andere Ausdrucksweisen, die Sperren überwinden lassen und Zugewandtheit zeigen. Über Schrecken zu reden, braucht Gehör, und die Bereitschaft, gehört zu werden, muss echt sein und wahrhaftig. Menschen mit traumatischen Erfahrungen merken den Unterschied, ob jemand nur so tut als ob, oder ob jemand Interesse hat und ernsthaft zuhört.

Ein Jugendlicher, der schon seit mehreren Jahren in Berlin lebt, sagt, dass er manchmal gefragt wird, wie es denn so war auf der Flucht und davor: »Die fragen selten. Und wenn sie fragen, dann ist es noch seltener, dass sie es wirklich hören wollen. Manche tun nur so, vielleicht aus Höflichkeit, aber eigentlich wollen sie gar nichts hören. Das merke ich sofort. Nach zwei, drei Sätzen gucken sie woandershin oder machen irgendetwas. Das merke ich sofort, ob jemand wirklich etwas will, ob jemand wirklich zuhören will oder nicht.«

Deswegen ist die Wahrhaftigkeit sowohl beim Ermuntern zu reden als auch beim Zuhören entscheidend.

Auf einen Blick

Bedrängen Sie Flüchtlinge, die nicht reden wollen oder können, nicht. Sagen und zeigen Sie ihnen, dass Sie ihr Schweigen respektieren. Sagen Sie ihnen: »Ich respektiere Ihr Schweigen. Wenn Sie irgendwann reden und erzählen wollen, was war, dann bin ich da.«
Hören Sie zu, wo immer Sie können. Akzeptieren Sie Wiederholungen. Sie sind Ausdruck großer Not. Sagen Sie den Flüchtlingen: »Sie müssen in großer Not sein. Ich finde, es ist schlimm, was Sie gerade durchmachen müssen.«
Seien Sie ehrlich, wenn Sie zuhören. Tun Sie nicht so, als ob Sie Interesse hätten, während Sie gleichzeitig mit etwas anderem beschäftigt sind. Wenn Sie nicht zuhören können, dann sagen Sie das und bieten möglichst einen anderen Zeitpunkt an, an dem Sie Gehör schenken können.

Gefühle zeigen und teilen

Traumatisierte Flüchtlinge brauchen, dass ihre Gefühle wahrgenommen und akzeptiert werden, dass sie Unterstützung darin erhalten, ihre Gefühle zu leben und ihr persönliches Leiden zu überwinden. Das ist ein großes Programm, zumindest hört es sich so an. Also sollten wir da genauer hinschauen und diese Aufforderung konkretisieren. Jedes traumatische Erleben hat einschneidende Einwirkungen auf das Gefühlsleben. Oft sind der Schrecken und die Angst, die Scham und die Schuldgefühle, die Hilflosigkeit einschließlich des Zorns und schließlich der Schmerz und die Trauer so groß, dass sie kaum gelebt werden können. Der Organismus zieht gleichsam aus Selbstschutz eine Art Notbremse und dämpft die Gefühle oder spaltet sie manchmal ab (Dissoziation). Doch auch wenn die Gefühle oder zumindest ein Teil der Gefühle gedämpft oder verdrängt werden, entfalten sie doch in den Menschen ihre Kraft und Wirkung. Sie zeigen sich als diffuse Unruhe oder verursachen Erschöpfung, denn die Unterdrückung von Gefühlen kostet Kraft, gerade dann, wenn es unbewusst geschieht.

Ein Flüchtling erzählt zum Beispiel:

»Ich komme mir vor wie abgeschnitten. Seit ich meine Frau und mein Kind verloren habe, fühle ich gar nichts mehr. Ich bin wie weg, und ich bin auch noch da. Ich bin immer müde, immer erschöpft, ich kann nicht mehr. Und ich bin total aufgeregt.«

Die Gefühle sind stark, doch sie können kaum noch differenziert wahrgenommen werden. Sie würden diesen Mann überfluten in seinem Leid. Also zeigen sie sich sowohl in Erschöpfung als auch in starker Hocherregung, in Schlaflosigkeit und Unruhe und im Gefühl der Gefühllosigkeit. Nichts mehr fühlen zu können, ist auch ein Gefühl. Wir nennen es das Gefühl der Gefühllosigkeit: wenn Menschen spüren, dass sie nicht fühlen können, sie aber spüren, dass etwas da ist, was ihnen gerade nicht zugänglich ist, wenn sie sich selbst fremd sind.[16]

Was hilft den Menschen, die so im emotionalen Schock gefangen bleiben? Neben allem anderen, was wir erwähnt haben und weiter beschreiben werden, brauchen diese Menschen vor allem Sicherheit und Geborgenheit. Sie müssen so akzeptiert werden, wie sie sind. Sie müssen akzeptiert werden als traumatisierte Menschen, die anhaltend unter Schock stehen und sich noch im traumatischen Prozess befinden. Sie brauchen die Sicherheit, dass ihnen nicht wieder etwas Gleiches passiert oder Ähnliches, und sie brauchen Begegnungen mit Menschen, »spürende Begegnungen«, wie wir sie nennen, damit sie sich nicht so allein fühlen.

Sie brauchen darüber hinaus konkrete Anerkennung ihrer konkreten Gefühle, konkrete Begleitung und Unterstützung, ihre Gefühle wieder mehr und differenziert zu leben. Das wird nur gelingen in dem Maße, wie sich die Menschen sicher fühlen, wieder Boden unter ihren Füßen haben. Also braucht es Geduld. Und es ist notwendig, die Gefühle differenziert zu betrachten, denn in dem Maße, wie sich der Schock legt und ein genau differenzierteres Gefühlsleben wieder möglich wird, ist es notwendig, auf die jeweiligen Gefühle konkret einzugehen. Deswegen wollen wir einige der in diesem Zusammenhang häufigsten Gefühle differenzierter vorstellen. Beginnen wir mit der Angst.

Angst

Wie jedes Gefühl hat die Angst einen Sinn. Die Angst ist nützlich, sie hilft, die Aufmerksamkeit zu erhöhen und Energie zu mobilisieren, um mit bedrohlichen Situationen fertig zu werden. Sie hilft nicht nur dabei, sich selbst zu schützen; sie hilft auch, andere Menschen vor Bedrohungen zu bewahren.[17]

Üblicherweise ist die Angst ein Übergangsgefühl. Es ist das Gefühl des Übergangs zwischen einer bedrohlichen Situation und dem Handeln, das die Bedrohung beseitigen soll. Die traumatische Angst ist kein Übergangsgefühl, weil die Bedrohung ja schon erfolgt ist und die Menschen Schaden genommen haben. Die traumatisierten Flüchtlinge haben Angst davor, dass ihnen das, was ihnen einmal passiert ist, wieder passiert, dass sie wieder ausgeliefert sind und Schaden erleiden. Sie waren den meisten bedrohlichen Situationen ohnmächtig ausgeliefert. Sie haben sie überlebt, doch die Angst bleibt. Sie haben nicht nur sich selbst, sondern oft auch ihre Angehörigen, Freund/innen, Nächsten nicht schützen und vor Bedrohungen bewahren können.

In den meisten Fällen ist die traumatische Angst nicht auf konkrete Befürchtungen gerichtet, sondern diffus und lang anhaltend. Die Angst hat sich verselbstständigt und erfüllt den Menschen.

Ein Gesicht der traumatischen Angst ist die unbestimmte Dauerangst. Zum Beispiel:

»Ich heiße Anita und komme aus Zentralafrika. Ich habe immer Angst. Wovor genau, weiß ich nicht. Ich habe Angst vor allem. Meine ganze Familie ist ermordet worden und ich habe überlebt. Immer habe ich Angst.«
Diese Frau mit dem deutschen Namen (ihr Vater hatte in einer Einrichtung der deutschen Entwicklungshilfe gearbeitet) brauchte therapeutische Hilfe. Sie traute sich oft gar nicht mehr aus der Wohnung. Die Ängste überfluteten sie und machten sie handlungsunfähig. In der Therapie fand sie Unterstützung, über ihre Ängste zu reden und die schrecklichen Erfahrungen in Zentralafrika aufzuarbeiten. Die Anfälligkeit für die Angst blieb, doch sie hatte nicht mehr eine so große Macht über sie, dass sie ihr Leben einschränkte und bestimmte.

Doch auch außerhalb der Therapie ist es wichtig, dass Menschen, die in solcher unklaren und gleichzeitig allumfassenden Angst feststecken, konkrete Hilfen erhalten. Eine wichtige Hilfe besteht darin, diese Menschen zu ermutigen, über ihre Ängste zu sprechen. Wenn Ängste nur im Kopf herumschwirren und das Herz beschweren, dann werden sie immer mächtiger. Werden sie mit anderen Menschen geteilt, verringert sich ihre Macht.

Dann ist es auch möglich zu versuchen, die Ängste zu konkretisieren. Wer an den Nachwirkungen von Traumata leidet, ist oft nicht mehr in der Lage, genau festzumachen, worin eine Angst machende Bedrohung besteht und worin nicht. Darin brauchen Menschen unser aller Unterstützung und Hilfe.

Zum Dritten ist es wichtig und notwendig, mit diesen Menschen nach sogenannten Angstfressern zu suchen, nach Umgebungen, Menschen, Situationen, Gegenständen und anderem mehr, die die Angst verringern. Dabei unterstützen und helfen können wir allerdings nur, wenn wir die konkreten Bedrohungen, denen Flüchtlinge in unserem Land ausgesetzt sind, nicht ausblenden. Wir dürfen ihr Angsterleben nicht nur als Traumafolge sehen.

Die gleiche Frau erzählt: »Ich habe jetzt immer ein kleines Holzstück bei mir, das ich bemalt habe. Wenn ich merke, dass die Angst größer wird, nehme ich es in die Hand und halte es ganz fest. Das ist wie ein kleines Totem, wie ein Schutz, wie etwas, das mir Kraft und Halt gibt und auf mich aufpasst. Wenn ich das ganz fest anfasse, dann spüre ich mich, und die Angst wird weniger.«

Viele Menschen, die Angst haben und insbesondere unter traumatischer Angst leiden, ziehen sich vor anderen Menschen zurück. Das Wort Angst hat den gleichen Wortstamm wie das Wort eng. In den Menschen wird es »eng«, und sie fühlen sich in ihrem Lebensraum eingeengt oder engen ihn selber ein und meiden den Kontakt zu anderen Menschen, zumal diese bedrohlich sein könnten. Oft sind sie nicht in der Lage, auf andere Menschen zuzugehen und brauchen dafür Unterstützung und Begleitung.

Wieder andere sind extrem unruhig, wie hochgedreht. Diese Hocherregung, der wir als Traumafolge schon oft begegnet sind, braucht Unterstützung, um abgebaut zu werden. Um Hocherregung, die in traumatischen Erfahrungen ihre Ursachen hat, abzubauen, hilft selten Entspannung. Meistens braucht es andere Schritte, andere Möglichkeiten, in denen die innere Erregung nach außen dringen und sich in Handeln ausleben kann. Sport ist für viele zum Beispiel eine wunderbare Möglichkeit, Erregung abzubauen. Auch andere körperliche Betätigungen können die Erregung vermindern und so auch die innere Ruhe und den Angstabbau unterstützen.

Auf einen Blick

Nehmen Sie die Ängste der Flüchtlinge ernst, sowohl die Trauma-bedingte Dauerangst als auch die konkreten Ängste der Gegenwart.

Über Ängste reden, Ängste mitteilen hilft. Bieten Sie das Gespräch darüber an und erzählen Sie auch von Ihren Ängsten und wie Sie damit umgegangen sind oder umgehen. Nicht, um das Bedrohungspotenzial zu vergleichen, sondern um zu ermutigen, über Ängste zu reden.

Wie bei allen Gefühlen hilft es, Ängste zu konkretisieren. Fragen Sie nach »Wovor haben Sie genau Angst? Wann haben Sie Angst bekommen? Gibt es einen Anlass? Was hat Ihnen Angst gemacht? Woran merken Sie, dass Sie jemand bedroht? Woran merken Sie, dass Sie

keine Angst zu haben brauchen? Was hat Ihnen schon einmal gegen die Angst geholfen?«.
Suchen Sie nach Angstfressern: »Was könnte Ihnen helfen, Halt zu finden? Wovor hat Ihre Angst Angst, wovor flieht die Angst? Was tröstet Sie?«
Alles, was Erregungsabbau unterstützt, hilft gegen die Angst.

Hilflosigkeit

Eine traumatische Erfahrung zu machen, bedeutet, sich in einer hilflosen Situation zu befinden, ohnmächtig zu sein und sich der Gewalt anderer ausgeliefert zu fühlen. Darauf haben wir schon oft hingewiesen, so dass wir es nicht näher beschreiben müssen. Für das Gefühlsleben traumatisierter Flüchtlinge ist wichtig, dass diese Hilflosigkeit oft über die Situation akuter Bedrohung hinaus bleibt. Sie ist Teil des traumatischen Prozesses und wirkt länger als die akuten traumatischen Ereignisse.

Der Sinn des Gefühls der Hilflosigkeit besteht darin, dass Menschen animiert werden, Hilfe zu suchen. Das klingt ganz einfach, ist aber für viele Menschen schwer. Denn ihnen wurde in der traumatischen Situation nicht geholfen. Sie blieben allein in ihrer Ohnmacht und Schutzlosigkeit. Und nun, in Deutschland, Österreich oder anderen europäischen Ländern sind sie in der Fremde. Sie wissen, dass Menschen ihnen helfen, sie erfahren aber auch Ablehnung und Unsicherheit und wissen nicht, wem sie wirklich trauen können. Deswegen brauchen traumatisierte Flüchtlinge Ermutigung, Hilfe anzunehmen. Viele können das, aber viele auch nicht.

Ahmed hatte sich den Arm verstaucht. Lieber litt er Schmerzen und hoffte, dass alles von alleine vorbeiginge. Doch das geschah nicht. Als er einmal in der Einrichtung für minderjährige unbegleitete Flüchtlinge mit einem anderen Jungen zusammenstieß, ausgerechnet an dem verletzten Arm, tat es ihm so weh, dass er sich mit schmerzverzerrtem Gesicht abwandte. Als der andere Junge und ein Betreuer hinzukamen und ihn fragten, was denn los sei, wurde er aggressiv und blaffte sie an. Das ginge sie nichts an. Er brauche keine Hilfe!

Für manche Flüchtlinge, insbesondere für jüngere männliche, ist es eine Frage der Ehre und der Selbstwürdigung, auf Hilfe zu verzichten. Sie wollen und können sich nicht als hilfsbedürftige Menschen zeigen. Hier ist es sogar notwendig, durch eine aufrichtige und respektvolle Haltung zu »beweisen«, immer wieder darauf hinzuweisen, dass Hilfe anzunehmen der Würde nicht entgegensteht. Als sehr hilfreich erwiesen hat sich, wenn Helfer/innen erzählen, dass es Situationen in ihrem Leben gab, in denen sie Hilfe gebraucht haben, und dass es auch jetzt Phasen gibt, in denen sie auf Hilfe angewiesen sind – auch wenn dies nicht so scheint. Besonders Kindern oder Jugendlichen hilft es zu wissen, dass es auch in Deutschland und Österreich Millionen von Menschen gab und gibt, die geflohen sind und Hilfe angenommen haben.

Dann wiederum gibt es Menschen, für die Hilfe anzunehmen selbstverständlich ist, ja, die so sehr Hilfe einfordern und einklagen, dass es auf andere schon unverschämt wirkt.

Frau Ayodele kam in der Flüchtlingsunterkunft jeden Tag zum Leiter. Mal forderte sie dies, mal jenes. Und das umsonst und alles ganz selbstverständlich. Mehr Kleidung, mehr Essen, Süßigkeiten, Spielzeug für die Kinder, Einrichtungsgegenstände, alles sollte für sie bereitgestellt werden und das sofort. Der Leiter der Einrichtung erklärte ihr mit Hilfe des Dolmetschers wiederholt, dass das so hier nicht ginge. Doch er stieß auf taube Ohren. Sie wiederholte immer, das sei ihr Recht, und das müsse so sein. Was war der Hintergrund? In Nigeria befanden sich in der Region, aus der diese Frau stammte, seit Jahren Hilfseinrichtungen, die über Entwicklungshilfe finanziert wurden. Immer, wenn die Menschen, die wie sie in diesem Dürregebiet lebten, etwas brauchten, an Nahrung, an Haushaltsgegenständen, an Kleidung, gingen sie zu diesen Ausgabestellen und bekamen in der Regel das, wonach sie verlangten. Daran war Frau Ayodele gewöhnt, und sie setzte voraus, dass dies in Deutschland auch so war. Diese Ausgabestellen, das wusste sie, wurden von Leuten aus Europa finanziert und gefördert, und nun war sie selbst nach Europa geflohen, weil islamische Extremisten ihr Dorf verwüstet und Menschen entführt und ermordet hatten. Aber sie dachte, dass das Hilfesystem hier genauso funktioniere wie vor der Katastrophe in ihrem Heimatort in Nigeria.

Auch solche Erfahrungen im Umgang mit Hilflosigkeit und Bedürfnissen dienen vielleicht den Helfenden als Erklärung, um nicht auf ein Verhalten, das unverschämt wirkt, mit bloßer Abwehr zu reagieren. Es braucht für Menschen wie dieser Frau aus Nigeria eine klare Ansage, die die aktuellen Lebensumstände so, wie sie sind, und so anders, wie sie sind, erklärt. Dass dies ein Hinweis dafür ist, dass Entwicklungshilfe oft eine Erziehung zu Unmündigkeit und Hilflosigkeit zur Folge hat, sei nur am Rande bemerkt und beklagt.

Auf einen Blick

Lassen Sie sich von der Ablehnung von Hilfe nicht abschrecken. Helfen Sie da, wo Sie es für richtig halten!

Zeigen Sie durch Ihre respektvolle Haltung, dass Hilfe anzunehmen keine Entwürdigung beinhaltet. Bauen sie Brücken, indem Sie auch über Erfahrungen eigener Hilfsbedürftigkeiten erzählen.

Wenn die Anforderungen von Hilfe zur Gewohnheit werden, stellen Sie klare Regeln auf und erklären Sie diese.

Schuldgefühle

Auch Schuldgefühle haben einen Sinn.[18] Sie entspringen vermutlich Störungen in der Balance von Geben und Nehmen. Wenn Sie viel Gutes für einen Menschen getan haben, dann wird er sich vielleicht in Ihrer Schuld fühlen und bestrebt sein, Ihnen dies zu vergelten, um ein neues Gleichgewicht zwischen Ihnen beiden wieder herzustellen. Doch um solche alltäglichen Schuldgefühle geht es hier nicht, sondern um Schuldgefühle ohne Schuld, um Schuldgefühle, die traumatischen Erfahrungen entspringen.

Selbstverständlich hat jeder Mensch Schuld auf sich geladen und kann sich schuldig fühlen, weil er etwas falsch gemacht, weil er anderen Menschen ein Leid zugefügt hat. Das ist normal und menschlich und alltäglich. Doch Menschen, die eine traumatische Erfahrung erlebt haben oder sich sogar noch in einem traumatischen Prozess befinden, wie das bei vielen Flüchtlingen der Fall ist, fühlen oft ein Schuldgefühl ohne Schuld. Diesen Schuldgefühlen der Opfer begegnen alle Menschen, die mit traumatisierten Menschen arbeiten. Da gibt es die Überlebenden des Holocaust, die sich fragen »Warum habe ich überlebt?« und sich ihr Leben lang schuldig fühlen. Da gibt es die Opfer sexueller Gewalt, die sich schuldig fühlen (während die Täter/innen Schuld haben, aber keine Schuldgefühle). Einige Beispiele von traumatisierten Flüchtlingen:

Rana, eine junge Frau aus Syrien, hat auf der Flucht Gewalt erfahren. Sexuelle Gewalt. Sie schämt sich, und sie fühlt sich schuldig. Diese Schuld fühlt sie ganz selbstverständlich, denn sie ist in einer Gesellschaft groß geworden, in der vergewaltigte Frauen an ihrem Schicksal Schuld haben. Sie ist klug und gebildet, eine Lehrerin, die sich für die Rechte von Frauen eingesetzt hat. Von daher »weiß« sie eigentlich, dass sie nichts »Schlechtes« getan hat. Doch ihr Herz sagt, dass sie sich schuldig fühlt.

»Ich weiß ja«, erzählt ein Flüchtling aus dem Irak, »dass es nicht anders ging, aber ich musste meine Frau und meine drei Kinder zuhause lassen. Ich konnte sie nicht mitnehmen. Ich musste ganz schnell weg, sonst wäre ich tot. Ich weiß nicht, was mit ihnen jetzt ist. Ich höre immer nur etwas über Verwandte, dass sie zumindest leben. Aber ich fühle mich immer schuldig, jeden Tag, jede Nacht, dass ich sie zurückgelassen habe.«

Fida, ein Mädchen von sieben Jahren, erzählt nach vielen Wochen des Schweigens einer Landsmännin, dass sie gesehen hat, wie eine Freundin von ihr getötet wurde. Sie glaubt, sie selbst sei schuld daran, weil sie zusammen mit der Freundin auf der Straße gespielt hat.

Wenn Menschen etwas Unfassbares geschieht, das sie in ihre Welt nicht einordnen können, tendieren sie dazu, sich selbst dafür verantwortlich zu fühlen. Das Schuldgefühl wirkt wie ein hilfloser Versuch, etwas Unfassbares fassbar zu machen, etwas Unglaubliches in das Leben einzuordnen. Dies ist eine der tiefen Quellen existenzieller Schuldgefühle, mit der traumatisierte Menschen leben.

Für Begleitende ist es wichtig, von diesen Schuldgefühlen zu wissen. Denn nur selten wird darüber gesprochen, nur selten werden sie geteilt oder mitgeteilt.

Wer unter diesen Schuldgefühlen leidet, braucht Parteilichkeit und Mitgefühl. Die traumatisierten Menschen müssen hören: »Du bist nicht schuld! Die anderen Menschen sind die Täter und Täterinnen, sind die Bösen, du bist das Opfer!« Und nicht nur einmal, sondern immer wieder. Das ist das Wichtigste. Erklären Sie den traumatisierten Menschen, dass sie nicht die Täter/innen waren oder sind, sondern dass andere für ihr Leid verantwortlich sind. Sollte sich herausstellen, dass ein traumatisierter Flüchtling wirklich Schuld auf sich geladen hat, tun sie ihm, seiner Lebensumwelt und sich selbst keinen Gefallen, dies zu verleugnen. Auch da bedarf es einer wahrhaftigen Einordnung. Denn diese Differenzierung, diese Unterscheidung zwischen gut und böse ist lebensnotwendig, um Schuldgefühle ohne Schuld abzubauen.

Und selbstverständlich sind Schuldgefühle sehr eng verbunden mit Hilflosigkeit und Ängsten, mit dem Gefühl von Wirkungslosigkeit, so dass alles, was diesen Gefühlen entgegenwirkt und Menschen wieder Kraft gibt, selbstständig aktiv zu werden, auch Schuldgefühle ohne Schuld abbaut. Ein Rest von Schuldgefühlen wird immer bleiben. Das werden Sie nicht verhindern können, aber Sie können dazu beitragen, deren Kraft und Macht zu verringern und dem inneren Frieden ein bisschen näher zu kommen.

Auf einen Blick

Fragen Sie nach Schuldgefühlen und reden Sie darüber, auch wenn die Flüchtlinge nicht von sich aus darüber zu reden beginnen.
Seien Sie parteilich und unterscheiden Sie zwischen Tätern und Opfern!
Unterstützen Sie die traumatisierten Flüchtlinge darin, sich aufzurichten und wirksam zu werden!

Schamgefühle

Viele traumatisierte Menschen leiden unter Schamgefühlen. Diese Gefühle sind oft so mit Scham besetzt, dass sie schwer als solche zu identifizieren sind und sich sogar vor den fühlenden Menschen selbst verstecken. Auch sind diese Gefühle kein Thema, über das gerne und offen gesprochen wird. Also bedarf es auch hier der Ermutigung, darüber zu sprechen.

Wir unterscheiden, wie schon beschrieben, zwischen der natürlichen Scham und der Beschämung.[19] Die natürliche Scham hat den Sinn, die Menschen in ihrer Intimität zu schützen. Sie ist die Wächterin der Intimität und leistet ihren Dienst, wenn wir Menschen z. B. einen Fehler machen oder eine Unzulänglichkeit zu Tage tritt, die wir lieber verbergen möchten.

Die Beschämung reißt Intimes an die Öffentlichkeit und wertet ab. »Du bist falsch, du bist zu schlau, zu dumm, zu weiß, zu dunkel, zu anders« und so weiter. Beschämung heißt, dass Menschen »entblößt« und lächerlich gemacht werden wegen ihres Andersseins. Kommt die persönliche Scham als Wächter der Intimität von innen und hat ihren Sinn darin, einen Schutz der Intimität zu bewahren, kommt die Beschämung von außen, verletzt und kränkt und ist insofern unsinnig, aber leider von großer Bedeutung für das Gefühlsleben der Menschen.

Schamgefühle von traumatisierten Flüchtlingen sind vielfältig, häufig besonders stark und entspringen vor allem dreier Quellen:

Erstens sind viele der Flüchtlinge sehr verunsichert und wissen nicht, was sie in der neuen Lebensumwelt zeigen können und was nicht. Auch die Grenzen der Intimität sind in Mitteleuropa anders als in Afghanistan oder in anderen Ländern. Das fängt damit an, welche Körperregionen entblößt werden können, welche verhüllt werden müssen. Was darf man erzählen, was darf man nicht erzählen. Wie darf man sich zeigen, wie nicht. Welche Gefühle darf man offenbaren, welche Fragen darf man stellen ... Viele kulturelle und andere Unterschiede verunsichern die Flüchtlinge, und diese Verunsicherung führt oft dazu, dass sie Sorge haben, etwas falsch zu machen, und sich schon vorab dafür schämen. Hier helfen nur Erklärungen und Ermutigungen, damit sich das Schämen nicht zu einem Grundgefühl verfestigt.

Sehr hilfreich ist es auch, sich zu erkundigen: »Was ist bei Ihnen anders?« Oder: »Wie wird das in Ihrem Heimatland geregelt?« Wenn Flüchtlinge darüber erzählen können, dann werden sie zumeist auch offener für Neues. Setzen Sie nicht darauf, dass Flüchtlinge eigentlich wissen müssten, wie es »hier so läuft«. Gehen Sie offen und deutlich mit Unterschiedlichkeiten um. Das Interesse von Ihrer Seite baut Brücken.

Auf einen Blick

Erklären Sie Unterschiede. Helfen und ermutigen Sie, sich zurechtzufinden und sich zu zeigen, auch wenn manches unsicher und unbekannt ist.

Fragen Sie nach, was im Herkunftsland anders ist bzw. war.

Eine zweite Quelle der Scham besteht in Beschämungserfahrungen, die sich aus der Situation als Fremder oder Flüchtling ergeben. Oft werden traumatisierte Flüchtlinge abgelehnt, weil sie anders aussehen, weil sie sich anders verhalten, weil es Ängste gibt bei den Menschen, die sich als Einheimische begreifen – unabhängig davon, ob sie oder die Generation vor ihnen auch Flüchtlinge waren. Flüchtlinge werden offen ausgelacht und bekämpft, häufig aber auch versteckt durch Blicke oder Gesten. Hier sei nur ein Beispiel benannt: Wenn Bilder durch die Medien gehen, auf denen vermüllte Plätze zu sehen sind, die Flüchtlinge verlassen haben, sollte man sich grundlegend die Frage stellen: Wo sollen sie denn hin mit ihrem Müll, wenn es keine Mülleimer, keine Toiletten und nur Schlamm gibt? All dies beschämt und kränkt.

Die Möglichkeiten der Flüchtlinge, solche Beschämungserfahrungen zu verhindern, sind sehr beschränkt. Aber Sie können etwas dafür tun, dass solchen Beschämungserfahrungen andere Erfahrungen entgegengestellt werden, Erfahrungen der Unterstützung und des Willkommenseins.

Auf einen Blick

Tragen Sie dazu bei, dass Beschämungserfahrungen als solche bezeichnet und als Verletzungen der Würde behandelt werden!

Treten Sie gegen Beschämungserfahrungen auf. Seien Sie gegen Beschämungen offen und offensiv!

Eine dritte Form der Scham- und Beschämungserfahrungen entspringt aus der Quelle der Traumata. Eine traumatische Erfahrung ist eine Erfahrung von Ausgeliefertsein und Hilflosigkeit, eine Erfahrung, in der die Grenzen des intimen Raums durchbrochen werden. Das ist selbstverständlich bei sexueller Gewalt, aber auch viele andere Gewalterfahrungen haben die gleichen Folgen. Das schon erwähnte Unfassbare des traumatischen Erlebens führt zu der Scham der Opfer.

Traumatisierte Flüchtlinge sind Opfer, und Sie können davon ausgehen, dass sich die meisten Opfer nicht nur – wie beschrieben – schuldig fühlen, sondern sich auch ihres Opferseins schämen. Die Scham wird alltäglich. Sie tritt auf ohne erkennbaren Anlass und zeigt sich stärker als früher. Hier hilft nur, darüber zu reden, wenn die Betroffenen es wollen und akzeptieren.

Ein Flüchtling wird gefragt, was sich seit seinem Ankommen für ihn geändert hat. Was er erzählt, betrifft die Scham: »Ich mache jetzt eine Ausbildung als Tischler. Darüber bin ich sehr froh. Ich war früher Ingenieur, aber es reicht nicht, um hier als Ingenieur zu arbeiten. Am Anfang habe ich mich geschämt, dass ich so schlecht Deutsch kann. Ich habe mich geschämt, dass ich mich nicht auskenne und so wenig weiß. Und ich habe mich auch in meinem neuen Zuhause geschämt und wusste gar nicht, warum. Ich schäme mich auch, dass ich dunkler bin als meine Kollegen, dass ich anders aussehe und anders spreche, und dass ich eine andere Religion habe. Am liebsten wollte ich immer verschwinden, wenn ich jemanden gesehen habe. Doch jetzt nach vier Monaten Ausbildung und Arbeit ist das besser. Ich habe Kumpels. Die reden mit mir, egal wie ich aussehe. Manchmal machen Sie auch einen Spaß mit mir, dann traue ich mich auch mal, einen Spaß zurückzumachen. Dann sage ich zu Ihnen »Bleichgesichter«. Wenn einer »Blacky« zu mir sagt, dann sage ich »Schneemann«, und dann lachen wir beide. Manchmal schäme ich mich noch. Aber das ist nicht mehr so schlimm und nicht mehr so stark. Das wird besser.«

Gegen die Scham hilft alltäglicher Umgang mit anderen Menschen.

Auf einen Blick

Der beste Scham-Fresser ist ein normaler Alltag.
Reden Sie über die Scham. Scheuen Sie sich nicht, auch von Ihrer eigenen Scham zu erzählen und zu zeigen, dass man durch manche Situationen, in denen man sich schämt, immer mal wieder hindurch muss.
Solidarität hilft.

Trauer

Trauer ist das Gefühl des Loslassens. Es ist ein sinnvolles Gefühl, das uns Menschen hilft, durch den Schmerz eines

Verlustes hindurch zu kommen und wieder am Leben teilzunehmen. Flüchtlinge, gerade auch traumatisierte Flüchtlinge, mussten sehr vieles loslassen. Das betrifft ihre Vergangenheit, aber auch manche ihrer gegenwärtigen Vorstellungen vom neuen Leben, ihrer Sehnsüchte und Wünsche oder ihrer Zukunftsvisionen. Wenn wir Begleiter/innen diese Grundstimmung von Traurigkeit wahrnehmen und anerkennen, selbst wenn sie unter einer Decke von Aktionismus verborgen sein mag, dann helfen wir Flüchtlingen beim Ankommen und bei der Gestaltung ihres neuen Lebens. Also ist es notwendig, dass sie trauern und Sie sie im Trauern unterstützen.

Doch es gibt viele Ängste vor der Trauer, und es gibt kulturelle Normen, die das Trauern verbieten oder einschränken. Wir hören auch hier in Mitteleuropa Trauer-Verhinderungs-Sätze wie: »Das ist doch nicht so schlimm.«, »Stell dich nicht so an!«, »Schau nur nach vorn!« oder »Jetzt ist aber genug mit dem Trauern!«. Das macht es oft schwer zu trauern und damit Schmerz zu verarbeiten, Trauern fühlt sich nicht gut an, aber Trauern verringert Leid. Mit jeder Träne verlässt uns Menschen auch ein Stück des Kummers und des Schmerzes. Das Maß der Trauer kann nur jeder Mensch für sich selbst ermessen.

Wer traumatische Erfahrungen erleben musste, ist oft unfähig zu trauern. Dazu sind die Menschen zu sehr erstarrt und betäubt. Dazu sind der Schmerz und auch die Angst, die Kontrolle über sich zu verlieren und die Herausforderungen des Lebens hier nicht mehr meistern zu können, zu groß. Ein Flüchtling aus Libyen erzählt:

> *»Ich bin mit dem Boot gekentert und neben mir sind viele gestorben. Ich konnte danach nicht trauern. Ich war wie*

ein Stein. Ich konnte gar nichts fühlen. Es war so. Jetzt bin ich hier in Deutschland und mein Asyl wird anerkannt, und ich kann hier bleiben, und jetzt werde ich langsam irgendwie weich. Ich will das gar nicht. Ich will stark sein. Ich habe eigentlich gar keinen Grund. Ich müsste doch eigentlich froh sein. Aber irgendwie kommen die Tränen, und ich denke an die armen Menschen, die ertrunken sind.«

Oft löst sich die Starre erst nach langer Zeit, wenn die Menschen in sicherer Umgebung sind und es verkraften können, sich ihrem Schmerz und ihrer Trauer zu stellen. Aber auch dann haben viele noch Angst vor der Trauer. Manche Männer oder Jungen »dürfen« nicht weinen, weil das Ausdruck von Schwäche sei, manche Mädchen und Frauen nicht, weil die Gefahr droht, unter der Last der Erfahrungen zusammenzubrechen. Und manche haben Angst, in der Trauer zu versinken, wenn sie zu stark wird und sie in der Flut der Trauer untergehen.

»Ich bin 13 und oft traurig. Dann fange ich an zu weinen und kann dann nicht mehr aufhören. Ich kneife mich dann in die Hand und der Schmerz lenkt mich ab.«

Die entscheidende Unterstützung, die Sie beim Trauern geben können, besteht darin, dass Sie Menschen in der Trauer begleiten. Alleine zu trauern schafft Ängste, nicht mehr aus der Trauer herauszukommen und in ihr zu versinken. Doch wenn Trauer geteilt wird, wenn das Leid geteilt wird, wenn es Mitfühlen und Mit-Gefühl, ein Mit-Trauern gibt, dann endet auch die Trauer.

Traumatisierte Menschen haben viel loszulassen. Ihre Heimat, Angehörige, Verletzungen, Sprache, Kultur. Um vieles müssen sie trauern. Die Vielzahl der Verluste macht das Trauern zu einem notwendigen Bestandteil des Prozesses des Loslassens und der Trauma-Verarbeitung. Wenn traumatisierte Flüchtlinge beginnen zu trauern, ist das ein gutes Zeichen dafür, dass sich ihre Erstarrung löst und dass sie sich im Prozess der Bewältigung des Traumas befinden.

Auf einen Blick

Akzeptieren und respektieren Sie, dass ein Trauerprozess Zeit braucht und dass jeder Mensch eine andere Art und Weise des Trauerns hat. Ermutigen Sie Flüchtlinge zu trauern, und begleiten Sie sie dabei. Erzählen Sie von eigenen Verlusten, von eigener Trauer. Unterstützen Sie trauernde Flüchtlinge dabei, zwischen dem zu unterscheiden, was sie verloren haben und loslassen mussten und müssen, und dem, was vielleicht bewahrt bleiben kann: Erinnerungen, Kontakte, Begegnungen, Erfahrungen und anderes mehr! Teilen Sie Trauer und trösten Sie!

Ausdruck ohne Worte

Auch die Schwierigkeit sprachlicher Verständigung bremst Möglichkeiten der Begegnung und Unterstützung. Viele Flüchtlinge können kein Deutsch oder sprechen nur wenig Englisch. Viele der Helfenden, die ihnen gerne zuhören würden, sprechen nicht die Heimatsprachen der Flüchtlinge und auch Englisch nicht muttersprachlich, also gefühlssicher. Das führt dazu, dass selbst viele schwer traumatisierte Flüchtlinge, die therapeutische Hilfe brauchen, keine Hilfe finden. Traumatherapie für Flüchtlinge wird von den Krankenkassen bezahlt (auch wenn es lange Zeit dauert, bis ein Platz gefunden wird, und es oft andere Hürden gibt), aber keine Dolmetscher. Die Folge ist, dass viele dieser Menschen mit ihren Schreckenserfahrungen und dem, was darauf folgt, allein bleiben. Selbst im Alltag und in guter Nachbarschaft sind die Sprachhürden sehr groß.

Doch es gibt Möglichkeiten, auch ohne Worte zu sprechen, und solche Ausdrucksmöglichkeiten über das Wort hinaus sind für viele traumatisierte Flüchtlinge überlebensnotwendig. Nehmen wir das Beispiel eines Kindes:

Ivo sprach nicht. In der Schule verfolgte er stumm den Unterricht. Seine Augen waren in manchen Momenten wach und aufmerksam, meistens aber »schaute er nach innen«, wie die Lehrerin es nannte. Da schien es so, als würden in ihm Filme ablaufen, die nur er sehen konnte. Doch die andere Zeit wirkte er nicht verstört, sondern den anderen Kindern und der Lehrerin zugewandt und interessiert. Die Lehrerin gab sich sehr viel Mühe mit ihm, doch sie wusste nicht weiter.

Kinder sind fast immer sprachbegabt und sprachneugierig. Zumeist lernen sie schnell Deutsch, weniger über den Unterricht als über das gemeinsame Spiel mit anderen Kindern, und wirken oft als Dolmetscher für die anderen, meist älteren Familienangehörigen.

Doch wenn ein Kind wie Ivo offensichtlich so voller innerer Schreckensbilder ist, dann ist es möglich, dass nichts Neues in das Kind hinein kann. Es erlebt sich als so übervoll, dass es dem, woran es eigentlich Interesse hat, an der deutschen

Sprache und dem Kontakt mit deutschsprachigen Menschen, nicht folgen kann. Wenn der Kopf, um in dem Bild zu bleiben, so von traumatischen Erinnerungen überfüllt ist, dann muss erst etwas aus ihm heraus, dann muss er entleert werden, damit wieder Neues hinein kann. Dies geschieht bei vielen Menschen und vor allem bei Kindern sehr unmittelbar über das Malen oder sonstige künstlerische Gestaltungen.

In einer Nachmittagsgruppe gab es Stifte und große und kleine Papierbögen nach Wahl und alle durften malen, was sie wollten. Ivo ergriff entschlossen einen Stapel Papier im DIN A4-Format. Er malte und malte. Er konnte gar nicht mehr aufhören. Ein Bild nach dem nächsten. Sobald ein Bild fertiggestellt war, griff er zu einem weiteren Blatt Papier und begann das nächste. Die Leiterin der Gruppe sprach ihn zwischendurch an, doch er ließ sich beim Malen nicht unterbrechen. Er malte wie im Rausch. Ein Schreckensbild nach dem anderen strömte aus ihm heraus.

Irgendwann bemerkte er, dass sich die Leiterin für seine Bilder interessierte, und er zeigte sie ihr stumm. Wenn sie fragte, was denn da drauf sei, antwortete er zunächst nicht. Vielleicht schämte er sich seiner zu geringen Sprachkenntnisse. Aber er hörte offensichtlich, dass sie sich für ihn interessierte, vernahm aus ihrer Stimme, dass sie betroffen und erschrocken war, und nahm wahr, dass sie das Gefühl des Schreckens mit ihm teilte. Da begann er zu erzählen. Er zeigte auf das eine oder andere Bild und sprach in seiner Muttersprache. Sie verstand ihn, auch wenn sie kein Wort verstand. Sie hörte ihm zu. Sie ahnte über die Bilder und die Bildteile, auf die er zeigte, von

welchen Geschehnissen er sprach, die er erlebt hatte oder deren Zeuge er war.
Nach wenigen solcher Maleinheiten bereits häuften sich die Momente, in denen Ivo in der Lage war, aufmerksam am Unterricht teilzunehmen und Deutsch zu lernen.

Sein Kopf und – in guter Komplizenschaft – sein Herz hatten sich durch einige der Schreckensbilder so entleert, dass Platz frei war für Neues, für die Kontakte in der Schule, für das Lernen der Sprache und anderes mehr. Damit waren seine Traumata noch nicht bewältigt und verarbeitet, aber ein Anfang, ein nächster Schritt auf dem Weg des Neubeginns war gemacht.

Vielleicht geht es Ihnen wie anderen Menschen, die traumatisierte Flüchtlinge begleiten, dass Sie befürchten, dass der Schrecken zu groß werden könnte, wenn Flüchtlinge ihn malen. Wir würden niemandem raten, einen traumatisierten Menschen aufzufordern, einfach »mal so« seinen Schrecken zu malen, wenn der Vorschlag nicht in eine vertrauensvolle Begegnung eingebettet ist, wenn der Boden, die Beziehung, ihn nicht trägt. Aber wenn der Boden »stimmt« und Sie selbst nicht zu viel Angst vor dem haben, was Sie sehen und erfahren werden, dann gibt es kaum etwas Heilsameres als den kreativen Ausdruck. Wenn Menschen, die Traumatisches erlebt haben, Farben, Stifte, Papier und andere Materialien bekommen, dann malen sie das, was sie an inneren Bildern haben. Sie brauchen keine Sorgen zu haben, dass das Malen die inneren Bilder hervorruft. Diese Bilder des Schreckens sind in den Flüchtlingen vorhanden, sind Ausdruck des inneren Schreckens. Wenn Sie solche Bilder ansehen und das Leid mit den Menschen teilen, dann fühlen diese sich gesehen, gehört und erhört. Anhand der Bilder können Sie sich miteinander austauschen, durch Zeichensprache, durch Wortfetzen – wie auch immer. Bilder sind ein Weg, das, was traumatisierte Menschen beschäftigt, auszudrücken und durch die Begegnung mit Ihnen zu verarbeiten, auch ohne gemeinsame Worte.

Ein weiteres Beispiel:

Eine Kollegin verfolgte die Idee, mit einer Gruppe afghanischer Mädchen eine Art Wandteppich auf Papier zu schaffen. Sie schlug deshalb vor, dass jedes Mädchen ein Bild zu dem Thema malen möge: »Was mich gerade besonders beschäftigt.« Dieser Anfangsimpuls hatte zur Folge, dass alle Mädchen nicht nur ein Bild, sondern mehrere Bilder malten – drei, vier oder zehn. Auf den Bildern war einerseits oft zu sehen, was schrecklich war, Bilder der Flucht, Bilder der zerstörten Heimat und Bilder des Alleinseins und der Traurigkeit nach der Ankunft in Deutschland. Daneben gab es andererseits auch Bilder der Hoffnung, der Sehnsucht, des Trostes.
Jedes Mädchen wählte zwei bis drei Bilder aus, die an die Wand gehängt und in Gemeinschaftsarbeit ein Teil des Wandteppichs wurden. Dann merkte die Kollegin, dass die Mädchen einerseits ganz stolz waren, ihre Bilder zu »veröffentlichen«, auf der anderen Seite aber auch unsicher wirkten und sich zu schämen schienen, ihre Bilder und damit sich selbst so offen zu zeigen. Die Gruppenleiterin schlug deshalb vor, vor jedes Bild eine Klappe oder einen Vorhang aus Papier oder Stoff zu gestalten, so dass die Mädchen es selbst in der Hand hatten, den Vorhang zu öffnen und ihr Bild sichtbar werden zu lassen oder es zu verstecken – je nach Situation und Stimmung.

Manche Mädchen schufen mit großer Begeisterung aus Papier eine Art Fensterladen, andere rollten Papier oder Stoff über das Bild, so dass es wie ein Rollo heruntergelassen oder hochgezogen werden konnte. Andere kreierten Vorhänge, die auf einer kleinen Stange auf- und zuzuziehen waren. Die Mädchen eroberten somit ihre Wahlmöglichkeiten des Zeigens oder des Verbergens.
Je deutlicher die Mädchen spürten, dass sie wirklich das Recht hatten, ihre Bilder nicht zu zeigen, desto mutiger wurden sie, sie anderen zu präsentieren. Und als sie die Möglichkeit erhielten, ihre Bilderwand einer Gruppe von Frauen zu zeigen, die begeistert ihre kreativen Ausdrucksmöglichkeiten würdigten, betrat wieder die Scham den Raum. Diesmal aber von Freude und Stolz begleitet.

Noch ein anderes Beispiel einer gelungenen Aktion sei kurz vorgestellt:

In einer Flüchtlingsunterkunft entstand ein kreatives Angebot für eine Gruppe arabisch sprechender junger Frauen. Auch hier wurden Papiere, Stifte und Farben zur Verfügung gestellt. Die meisten jungen Frauen jedoch hatten sich noch nie getraut zu malen oder hatten noch nie die Gelegenheit dazu. Sie waren verwirrt. Ihre Unkenntnis war ihnen offensichtlich peinlich. Vier Kinder nahmen ebenfalls an der Gruppe teil, weil die Mütter sie nicht unbeaufsichtigt lassen wollten. Diese Kinder griffen sofort nach den Stiften und Farben und legten ohne Scheu los. Sie zeigten den Müttern und den anderen Frauen, was sie »einfach so« mit den Stiften und Farben anstellen konnten. Sie halfen ihnen dadurch, die Hemmungen

des Anfangs zu überwinden. Als die Gruppenleiterin das arabische Wort für »Heimat« nannte und dabei auf die Farben und Stifte und Papiere zeigte, malten die Frauen konzentriert und sorgfältig. Fast alle Bilder, die entstanden, waren voller Schrecken und Ausdruck der traumatisierenden Erfahrung.
Als nächstes warf die Gruppenleiterin das arabische Wort für »Trost« in den Raum, zeigte wieder auf die Bilder, und die Frauen malten jeweils ein Bild des Trostes. Und als drittes – in der gleichen Art und Weise – entstand jeweils ein Bild der »Sehnsucht«. Die Bilder waren in ihrer Einfachheit und Direktheit ausdrucksstark und beeindruckend, doch noch beeindruckender war der Prozess des Austausches, der zwischen den Frauen in Gang kam. Schon nach dem ersten Bild erzählten sie zum Teil in Tränen von dem, was sie gemalt hatten. Bei den Themen »Trost« und »Sehnsucht« wurden die Gespräche, die immer Bezug auf die Bilder nahmen, noch intensiver. Die Bilder waren ein Ausdruck ohne Worte. Dieser Ausdruck ohne Worte setzte eine Flut neuer Worte und damit neuer Verständigungsmöglichkeiten in Gang.

Auf einen Blick

Haben sie keine Scheu vor den Sprachschwierigkeiten. Nutzen Sie Bilder und andere Gestaltungsmöglichkeiten, damit die traumatisierten Flüchtlinge sich ausdrücken können.
Lassen Sie sich, wenn möglich, die Bilder zeigen und fragen Sie nach, wenn es Sie interessiert. Zeigen Sie mutig auf die Stellen, die Sie beson-

ders interessieren! Sie werden erfahren, dass die Menschen erzählen, oft in ihrer Heimatsprache, die Sie nicht verstehen, doch sie werden über die Bilder und den Klang der Stimmen und die begleitenden Gesten vieles erfahren, ohne dass Sie die Worte kennen müssten.
Bedenken Sie, dass viele Menschen nicht malen durften. Bedenken Sie, dass für viele, ein Bild zu zeigen, bedeutet, sich zu zeigen. Das kann Unsicherheit und Scham hervorrufen. Respektieren sie das und geben Sie die Möglichkeit, die Bilder zu zeigen oder auch nicht. Jeder Zwang ist hier schädlich.

Erfahrungen der Wirksamkeit

Wie wichtig die Erfahrungen von Wirksamkeit und wie bedeutsam das Grundgefühl ist, dass wir Menschen Wirkung haben, merken wir erst, wenn es uns verloren geht. Im Alltag erscheint uns dieses Grundgefühl selbstverständlich zu sein. Für die Menschen, die traumatische Erfahrungen durchmachen mussten, ist das Gegenteil selbstverständlich geworden – das Gefühl von Ohnmacht und Wirkungslosigkeit.

Für Flüchtlinge wird dieses Gefühl nach der Ankunft durch Erfahrungen in vielen Bereichen weiter genährt. Sie warten und können nichts tun, sind abhängig von den Entscheidungen anderer über ihr Leben. Sie warten auf die Anerkennung als Asylant oder auf die Duldung. Sie warten auf die Zuweisung zu einem Lagerplatz oder später zu einem Wohnort. Sie warten auf eine Arbeitserlaubnis, auf Geld oder Sachleistungen, sie warten ... Immer sind sie und fühlen sie sich abhängig von den Entscheidungen anderer Menschen. Sie fühlen sich wirkungslos.

Dieses Warten und diese Abhängigkeit haben selbstverständlich nicht die gleiche Qualität wie Ohnmachtsgefühle gegenüber politischer Verfolgung, Terror und Gewalt. Das Warten auf das Überleben soll hier nicht gleichgesetzt werden mit dem Warten auf ein besseres Leben. Doch die Hilflosigkeit und vor allem das unangenehme und entwürdigende Gefühl der Hilflosigkeit bleiben. Je länger dieses Gefühl dauert, desto stärker wird es.

Wenn junge, tatkräftige Menschen in einer Unterkunft auf engstem Raum zusammenleben und den ganzen Tag nichts tun können, obwohl sie gerne arbeiten oder sich anderweitig betätigen wollen, bekommen viele von ihnen spätestens nach einem halben Jahr einen Lagerkoller. Das Gefühl der Wirkungslosigkeit kann sich dann in Aggressivität entladen, untereinander oder gegen andere.

Deswegen brauchen traumatisierte Flüchtlinge Erfahrungen, dass sie wirksam sind und wirksam sein können.

Ein früherer Bürgerkriegsflüchtling aus Bosnien erzählt: »Die ersten zwei Jahre waren ganz schlimm. Ich musste warten und warten. Ich war im Lager, aber ich konnte nicht weg und wusste den ganzen Tag nicht, was ich tun sollte. Ich versuchte wenigstens, etwas Deutsch zu lernen und spielte mit anderen Flüchtlingen Karten. Aber das half nicht. Man brütet dann, und ich dachte die ganze Zeit an die Menschen, die ich zurückgelassen hatte in Bosnien, an diejenigen, die erschossen worden waren, an den Hunger, an die Folter, an all das Schlimme. Das kreiste dann in mir herum. Ich konnte mich nicht ablenken. Wenn wir mal ein bisschen Fußball gespielt hatten, dann war das super, dann gab es mal andere Gedanken. Aber

ansonsten kreiste man wieder um das Schlimme. Und man überlegte die ganze Zeit, wie die Zukunft aussehen kann. Aber man konnte nichts für die Zukunft tun, das war das Schlimme. Die Hände waren an mir gefesselt. Ich wusste oft nicht weiter. Ich wollte manchmal nicht mehr leben oder ich malte mir aus, dass ich wieder zurückgehe und mir ein Gewehr besorge und kämpfe und dabei sterbe – das schien mir immer noch besser, als hier nur herumzusitzen und zu grübeln. Ich habe mich sehr erschrocken, dass ich so dachte.
Wir haben dann angefangen, eine Baracke auszuräumen, einen alten Schuppen in der Nähe. Da kam einer von der Kirche und wir hatten wenigstens etwas zu tun. Das war keine leichte Arbeit und viel Dreck, aber besser als rumzusitzen. Wir haben dann den Raum für die Kinder und die Jugendlichen hergerichtet. Wir haben alles weggeräumt und zum Müll gebracht. Wir haben die Wände neu verputzt und gestrichen und auch einen neuen Boden verlegt. Das war gut. Da hatten wir etwas zu tun. Da sah man wenigstens, was man gemacht hatte.«

Solche Aktivitäten helfen. Die traumatischen Erfahrungen wirken wie ein schwarzes Loch und haben eine Sogwirkung. Sie können alle Zuversicht, Selbstwertgefühl und Liebe verschlingen, wenn Menschen nichts anderes bleibt, als zu grübeln und sich nutzlos zu fühlen. Zu arbeiten, etwas zu tun, möglichst etwas Sinnvolles oder zumindest etwas, dem man einen Sinn abgewinnen kann, lenkt nicht nur ab. Es schafft auch den Sinn, die Möglichkeit, sich wieder aufzurichten, wieder ein tätiger Mensch zu sein, der etwas bewirken kann. Es ist ein Schritt aus der Ohnmacht, ein wichtiger Bestandteil des

Sich-Aufrichtens aus den Erniedrigungen und Entwürdigungen in der traumatischen Erfahrung.

Bezahlte Arbeit, die Erfahrungen von Wirksamkeit möglich macht, ist selbstverständlich am meisten erwünscht. Das geht den Flüchtlingen nicht anders als den meisten anderen auf dem Arbeitsmarkt. Doch wenn es keine Arbeitserlaubnis oder keine Arbeit gibt, dann sind auch andere Aktivitäten sinnvoll. Anderen Flüchtlingen zu helfen und die Behörden und Ehrenamtlichen zu unterstützen, ist genauso wichtig wie Fahrräder zu reparieren oder Möbel zu restaurieren. Wirkungslosigkeit drückt nieder, Erfahrungen von Wirksamkeit richten auf!

Ein besonderer Aspekt von Wirksamkeitserfahrungen, die traumatisierte Flüchtlinge brauchen, sind die Erfahrungen, in Bezug auf andere Menschen nicht ins Leere zu gehen, sondern etwas zu bewirken. Und genau an dieser Stelle können wir alle, die wir Flüchtlinge begleiten, tätig werden und den negativen Erfahrungen mit Menschen positive entgegensetzen. Die meisten traumatisierenden Taten sind ja von Menschen vollbracht worden sind. Es sind Menschen, die schießen, es sind Menschen, die verfolgen, es sind Menschen, die Bomben werfen. Es sind auch Menschen, die Flüchtlinge in seeuntaugliche Boote setzen oder sie vergewaltigen. Wer solche Erfahrungen gemacht hat, braucht die alternative Erfahrung, auch in Hinblick auf Menschen wirksam zu sein. Das bedeutet nicht, dass wir Begleiter/innen alles tun, was Flüchtlinge sagen, vorschlagen oder fordern. Es bedeutet, dass Flüchtlinge überhaupt Gehör finden, dass sie wahrgenommen werden, dass wir auf sie und ihre Anliegen reagieren – kurz, dass sie wie Menschen behandelt werden. Und nicht wie Objekte.

Auf einen Blick

Unterstützen Sie Flüchtlinge so gut es geht darin, Erfahrungen von Wirksamkeit zu machen. Fördern Sie Möglichkeiten des Handelns, des Werkens und Wirkens. Initiieren und unterstützen Sie entsprechende Projekte, große oder kleine.

Und vor allem: Ermöglichen Sie traumatisierten Flüchtlingen Erfahrungen, dass sie Wirkung auf andere Menschen haben und nicht ins Leere gehen. Bieten Sie ihnen Gehör, Aufmerksamkeit und Interesse.

Kapitel 6
Wie Sie sich Flüchtlingen gegenüber gut verhalten

Nicht allein lassen, sondern begleiten

Wie schon mehrfach erwähnt, ist es wichtig, dass Menschen nach traumatischen Erfahrungen nicht mit dem Schrecken und den Ängsten allein gelassen werden. Viele traumatisierte Flüchtlinge kennen diese »Leere danach«. Auch Sie werden die Erfahrung gemacht haben, dass Sie nach belastenden Ereignissen andere Menschen brauchen, um sich auszutauschen. Wenn Sie dieses Buch lesen, interessieren Sie sich dafür, wie Sie traumatisierte Flüchtlinge begleiten können. Also gehören Sie nicht zu den Menschen, die vermitteln: »Damit müssen Sie selbst klar kommen.« Und doch möchten wir Sie auf einige mögliche Fallen und Verunsicherungen hinweisen, die Sie vermeiden können. Auf die Falle des Verharmlosens haben wir schon hingewiesen. Auch dieses lässt die betroffenen Menschen in ihrem Leid allein.

Ein Beispiel:

Eine Sozialarbeiterin in der Flüchtlingshilfe hat auf einer Fortbildung gelernt, dass es notwendig und »professionell« sei, in der Begegnung mit Flüchtlingen und ihren Problemen möglichst schnell, am besten sofort, Lösungen parat zu haben. Über die Probleme dürfe man nicht reden, das würde sie nur verstärken. Als eine siebzehnjährige Mutter mit drei Kindern aus Albanien weint und klagt, interveniert sie sofort und sucht nach Lösungen für die Probleme mit den Kindern und für die Behandlung der Schmerzen der Mutter. Die junge Albanerin schaut sie verwirrt und verständnislos an.

Wir möchten an dieser Stelle den amerikanischen Psychotherapeuten Steve de Shazer zitieren:

Problem talk creates problems. Solution talk creates solutions.

(Über Probleme zu reden schafft Probleme. Über Lösungen zu reden schafft Lösungen.)

Diese Sätze sind für manche Fachkräfte zur Leitorientierung geworden. Wir halten sie aber in ihrer Verallgemeinerung für falsch und ideologisch. Sie mögen in den Welten der Medien, des Managements oder des Bankwesens ihre Berechtigung haben, doch selbst da könnten wir uns mit ihnen nicht wirklich anfreunden. In zwischenmenschlichen Begegnungen aber entfalten sie eine fatale Wirkung. Das gilt nicht nur für Flüchtlingshilfe, sondern auch für das Gesundheitswesen, die soziale Arbeit allgemein und alle Bereiche, in denen Menschen leidenden Menschen begegnen. Da diese Worte von einem Psychotherapeuten stammen, müssen wir davon ausgehen, dass sie auf diese Bereiche gemünzt sind. Sie, liebe Leserin und lieber Leser, werden selbst die Erfahrung gemacht haben, dass sich kein ernsthaftes Problem darüber gelöst hat, dass Menschen es nicht offen angesprochen haben.

Selbstverständlich ist es so, dass manche Menschen im Kummer versinken können und in Endlosschleifen über ihre Probleme reden, ohne Veränderungen zu wagen und sich Lösungsmöglichkeiten zuzuwenden. Dann brauchen sie Ermutigungen, einen Schritt beiseite zu treten und sich der Gestaltung einer neuen Gegenwart und Zukunft zuzuwenden. Doch Kummer, Leid und Schmerz traumatisierter Menschen brauchen Platz und Akzeptanz. Dies zu umgehen oder zu »überspringen«, indem die Helfenden sofort Lösungen anbieten müssen, ignoriert das Leiden der Betroffenen, erhöht deren Druck und lässt sie mit den Traumafolgen allein.

Die Sorge vieler Menschen, dass das Sprechen über traumatische Erlebnisse die Erzählenden zu sehr aufwühlen und retraumatisieren könnte, ist verständlich. Sollten Sie diese Sorge teilen, so ist sie sicher Ihrer Fürsorglichkeit für andere Menschen und Ihrer ernst zu nehmenden Sorge, etwas falsch zu machen, geschuldet. Sie sollten Ihre Befürchtungen, selbst überfordert zu sein und schlichtweg keine schlimmen Geschichten mehr aushalten zu können, ernst nehmen. Wenn aber die Sorge um traumatisierte Flüchtlinge zu einer fachlichen Ideologie zu werden droht, zu Leitsätzen für professionell mit traumatisierten Menschen arbeitende, dann wehren wir uns mit all unseren Mitteln dagegen.

Die Mitarbeiter/innen der Flüchtlingshilfe eines Wohlfahrtsverbandes hörten im Vortrag eines Psychologen, dass es retraumatisierend sein, wenn sie Flüchtlinge nach ihren Erfahrungen während der Flucht oder in ihrem Heimatland fragen. Selbst wenn diese von sich aus erzählten, müssten sie das abbrechen, damit diese sich der Realität hier in Deutschland zuwenden und nicht im Alten verhaftet bleiben. Viele dieser Mitarbeiter/innen haben seit dem Vortrag Schuldgefühle, weil sie vorher den Menschen zugehört hatten ...

Solche Argumentationen halten wir für falsch. Es widerspricht all unseren Erfahrungen und den Erkenntnissen der Psychotraumatologie.

Die Bezeichnung »Retraumatisierung« wird zwar häufig verwendet, aber nur selten wird erklärt, was darunter zu verstehen ist. Für uns sind vier Aspekte wesentlich:

Erstens wird oft so getan, als gäbe es eine eindeutige Abgrenzung zwischen einer »Normalität« und dem »Trauma-Erleben«, das als »Retraumatisierung« wieder aufleben kann. Diese klare Trennung gibt es nicht. Es gibt ein massives Trauma-Erleben, und es gibt viele kleine und größere Aspekte des Erlebens, die infolge eines Trauma lebendig sind und immer wieder in den Vordergrund treten können. Das sind Ängste, Tränen, Zittern, Stockungen und andere Ausdrucksformen mehr. Wenn ein Kind oder ein Erwachsener von der Flucht erzählt und dabei Tränen fließen oder die Aufregung steigt, dann ist das noch lange keine »Retraumatisierung«, sondern lebendiger Ausdruck der schmerzhaften Erfahrungen, die sich lösen.

Zweitens benutzen wir dementsprechend die Bezeichnung »Retraumatisierung« nur dann, wenn eine Krise auftritt, die den ganzen Menschen das Gefühl existenzieller Bedrohung und des Ausgeliefertseins wieder so spüren lässt, dass er sich dem ausgeliefert fühlt. Dadurch, dass eine gute und vertrauensvolle Beziehung zwischen Ihnen und den Flüchtlingen, mit denen Sie gerade Kontakt haben, vorhanden ist, wird dem entgegengewirkt.

Denn – drittens – darf das Trauma-Verständnis, das den Warnungen vor Retraumatisierungen z. B. in einem Gespräch oder einer intensiven Begegnung zugrunde liegt, nicht auf das einzelne Trauma-Ereignis reduziert werden. Zur traumatischen Situation gehört, wie wir beschrieben haben, nicht nur ein einzelnes Ereignis, sondern auch die »Zeit danach«, in der die betroffenen Menschen meist mit ihrem Schrecken allein blieben. Wenn wir sie wieder allein lassen, wenn sie uns ihren Schrecken mitteilen wollen, dann besteht die Gefahr, dass wir sie diesen Aspekt der traumatischen Situation wiederholen lassen: allein gelassen zu werden. An dem traumatischen Ereignis einer unmittelbaren Bedrohung können Sie nichts mehr ändern, aber Sie können verhindern, dass die Menschen wieder allein gelassen werden.

Viertens. Einer der bekanntesten aktuellen Trauma-Forscher schrieb: »Als Retraumatisierung werden Vorgehensweisen bezeichnet, die die Patienten nur emotional belasten und keine nachhaltige Erleichterung verschaffen.«[20] Hier wird der Fokus auf die Vorgehensweise gelegt, also auf Ihren und unseren Umgang mit den traumatisierten Menschen in der aktuellen Begegnung. Dem stimmen wir zu. Es geht uns um den aktiven Prozess der Begegnung mit traumatisierten Flüchtlingen, und nicht um etwas, das ihnen passiv geschieht und worin sie uns Helfenden ausgeliefert sind. Gerade wenn wir traumatisierten Menschen gegenüber Interesse zeigen und wenn wir ihnen zuhören, dann bieten wir ihnen einen Weg aus der Einsamkeit der Traumaerfahrung, dann ermöglichen wir ihnen »nachhaltige Erleichterung«.

Retraumatisierend könnte es sein, wenn wir den schmerzlichen Erlebnissen der Flüchtlinge aus voyeuristischem, sensationslüsternem Interesse lauschen würden, ohne wirkliches Interesse an den Menschen. Aufforderungen zum Gespräch wie: »Jetzt erzählen Sie doch mal von der Bootsfahrt / von der Vergewaltigung / von ...«, verbieten sich selbstverständlich. Retraumatisierungen werden verhindert, wenn es einen Boden des Verständnisses des Vertrauens und des Interesses im Gespräch gibt.

Ein Phänomen, das oberflächlich betrachtet wirkt, als wäre es ein Zeichen einer Retraumatisierung, sind Trigger wie das Knallen einer Tür, der Klang einer Sirene, der Geruch von Angebranntem. Das sind sinnliche Eindrücke, die dem Schrecken der traumatisierenden Erfahrung ähneln und Elemente des traumatischen Erlebens wieder lebendig machen: zum Beispiel Fluchttendenzen, Angst, Erstarren. Dies geschieht meist durch unerwartete Sinneseindrücke und gerade nicht oder nur selten in einem Gespräch. Was Sie konkret tun können, beschreiben wir am Ende von Kapitel 7.

Ein kleines Beispiel für eine gelingende Begegnung:

Eine junge Lehrerin unterhält sich auf Englisch mit der Mutter eines Schülers, den sie als verstört erlebt. Sie fragt die Mutter, was der Schüler und die Familie auf der Flucht erlebt hätten und hört grausame Geschichten. Sie zuckt hilflos mit den Schultern und sagt zu der Mutter: »Es tut mir so leid, dass ich Ihnen nicht helfen kann.« Die Mutter antwortet: »Sie helfen, indem Sie zuhören.«

Wir plädieren zudem mit der gleichen Intensität dafür, traumatisierten Flüchtlingen ihre Intimität und ihre Einsamkeit zu lassen. Wenn sie manche Schmerzen nicht zeigen und über manche Verletzungen nicht reden wollen, dann ist das ein Schutz. So sehr wir betonen, dass es wichtig ist, traumatisierte Flüchtlinge zu ermutigen zu erzählen, so wichtig ist es auch, ihnen ihre Rückzugsgebiete zu lassen. Manchmal halten wir Begleitende die Einsamkeit kaum aus, die ein Opfer traumatisierender Erfahrungen ausstrahlt. Hier brauchen wir die doppelte Haltung: »Ich akzeptiere, dass Sie sich zurückziehen UND ich bin da, wenn Sie Unterstützung brauchen und etwas teilen möchten.«

Auf einen Blick

Lassen sie die traumatisierten Menschen nicht allein! Zeigen Sie Ihnen, dass Sie da sind!
Akzeptieren Sie, wenn Flüchtlinge sich verschließen UND teilen Sie mit, dass sie da sind, wenn diese sich öffnen wollen!

Nicht verharmlosen, sondern ernst nehmen

Wenn wir andere Menschen trösten, denen es schlecht geht und die Kummer haben, dann neigen wir oft dazu, den Schmerz herunterzuspielen. Auch in der Flüchtlingshilfe. Einige Beispiele:

Eine Frau weint. Als die Mitarbeiterin zu ihr kommt und fragt, was denn los sei, antwortet sie: »Ich bin traurig. Afghanistan ist so weit weg, so weit weg!« Die Mitarbeiterin legt ihr tröstend die Hand auf den Arm und sagt: »Das ist doch nicht so schlimm. Hier ist es doch auch schön. Das wird schon.«

Ein Mann aus Eritrea spielt in einer Mannschaft mit Flüchtlingen Fußball gegen eine deutsche Amateurmannschaft. Die Flüchtlinge gewinnen 3:1. Alle anderen freuen sich. Auch er freut sich ein wenig, bricht dann aber ab und setzt sich still an den Rand. Auf die Frage des Helfers, der die Mannschaft aufgestellt hat und sie trainiert, was denn los sei, antwortet er: »Ich weiß nicht, wo meine Frau ist. Ich muss da immer daran denken. Beim Spiel habe ich das vergessen, aber jetzt ist es wieder da und ich werde noch verrückt.« Dieser Flüchtling hat seine Frau auf der Flucht verloren und weiß nicht, ob sie noch lebt oder nicht. Der Trainer ist hilflos und will trösten und ablenken. Er sagt: »Du wirst sie bestimmt finden. Jetzt feier' doch erst einmal mit uns mit und dann wird sich das schon richten.«

Ein allein reisendes Flüchtlingsmädchen steht vor der Unterkunft und schaut in den wolkenverhangenen Himmel. Sie kommt aus Syrien und konnte über den Libanon fliehen. Sie sagt auf die Frage einer Betreuerin, warum sie denn in den Himmel schaue: »Ich suche die Sonne. Mir fehlt die Sonne. Ich habe so große Sehnsucht nach Sonne.« Und sie beginnt zu weinen. Die Betreuerin will sie trösten und ablenken und sagt: »Die Sonne ist doch immer da, auch hinter den Wolken. Komm' doch mit, wir wollen gerade backen.«

Und noch ein Beispiel aus der Schule. Ein achtjähriger Junge ist still und traurig. Die Lehrerin fragt und erhält keine Antwort. Von der großen Schwester, die ihn abholt, erfährt sie, dass der Junge sich im Flüchtlingsaufnahmewohnheim mit einem anderen Jungen angefreundet hat. Doch nun zieht dessen Familie in eine andere Stadt. Sie hatten aneinander Halt gefunden in der schwierigen Zeit und beide ähnliche traumatische Erfahrungen auf der Flucht erleben müssen. Das verband sie. Doch nun steht Trennung an und der Trennungsschmerz ist groß. Die Lehrerin versucht, den Jungen aufzumuntern: »Ach, schau' doch mal. Hier sind so viele andere Kinder, mit denen du spielen kannst.«

Alle diese Beispiele zeigen gut gemeinte Versuche zu trösten. Und sie zeigen, dass etwas sehr Wichtiges fehlt, und zwar ein Wort der Anerkennung des Leidens. Vor dem Trost sollte stehen, dass die verletzten Menschen hören, dass ihre Verletzung schlimm ist, dass sie schmerzt, dass sie verstanden werden, dass sie ihre Trauer und ihre Sehnsucht leben dürfen. Danach kann das Trösten kommen. Oder anders ausgedrückt: Die Anerkennung des Schmerzes, die Anerkennung der Trauer, die Anerkennung der Sehnsucht und der Sorge sind schon der Beginn des Trostes. Steht diese Anerkennung nicht am Anfang, führt das dazu, dass der Kummer und die Sorgen verharmlost werden.

Nutzen Sie auch hier Ihre eigenen Erfahrungen: Was hat Sie früher getröstet? Wie möchten Sie jetzt getröstet werden? Vielleicht liegt der Trost in einem mitfühlenden Blick, vielleicht im Zubereiten einer Tasse Tee oder im Geschenk eines Stückes Schokolade. Sie werden Ihren Weg des Tröstens finden und können die betroffenen Flüchtlinge danach fragen, was sie jetzt trösten könnte.

Auf einen Blick

Teilen Sie mit, dass Sie die Situation der Flüchtlinge auch schlimm finden!
Lassen Sie den Flüchtlingen ihren Schmerz und nehmen Sie ihn ernst!
Erst nach der Anerkennung des Schmerzes folgt das Trösten.
Vermeiden Sie Verharmlosungen!
Sie sind Expert/in, welchen Trost Sie persönlich brauchten oder gebraucht hätten. Versuchen Sie es damit ...!

Mit dem Misstrauen umgehen

Frau Truck hatte sich seit drei Monaten in der Flüchtlingshilfe ehrenamtlich engagiert. Ihre guten Englischkenntnisse halfen ihr, sie war freundlich und vertraute den Menschen, und auch die Flüchtlinge vertrauten ihr. Doch dann war plötzlich ihr Portemonnaie weg. Es befand sich in ihrer Handtasche, und sie hatte diese eine kurze Zeit lang unbeaufsichtigt gelassen. Es war nicht viel Geld in der Geldbörse, aber der Führerschein und der Ausweis und die Bibliothekskarte waren weg – die ganze Lauferei! Frau Truck war zutiefst enttäuscht. Sie hatte doch den Flüchtlingen vertraut und so viel für sie getan. Und dann das! Dieser Undank!

Sie wollte eigentlich sofort die Flüchtlingsarbeit beenden. »Ich war so enttäuscht«, erzählt sie später, »dass ich eigentlich sofort aufhören wollte. Der Dieb musste einer von den Flüchtlingen gewesen sein. Aber dann fiel mir ein, dass mir vor sechs Jahren schon einmal etwas gestohlen worden war. Damals die Handtasche mit allem, was drinnen war, auch mit dem Portemonnaie. Das waren keine Flüchtlinge. Und ich dachte, dass ich mit über 200 Leuten hier in der letzten Zeit zu tun gehabt habe. Warum sollten 199 dafür büßen, dass einer ein ›faules Ei‹ war, wenn Sie mir den Ausdruck verzeihen. Also machte ich weiter. Aber ich bin natürlich jetzt etwas misstrauischer, und ich passe mehr auf.«

Wer vertrauensvoll auf Menschen zugeht und enttäuscht wird, wird zu recht misstrauisch. Das ist eine normale emotionale Reaktion. Dazu gehört auch, dass wir Menschen den

Impuls spüren, uns nicht mehr in diese Situation zu begeben. In diesem Fall hätte das bedeutet, dass Frau Truck ihre Unterstützung für die Flüchtlinge aufgegeben hätte. Doch sie dachte nach, ihr fielen frühere eigene Erfahrungen in anderen Umgebungen ein und sie differenzierte zwischen den Flüchtlingen. Und außerdem machte ihr die Arbeit mit den Flüchtlingen viel Freude. Sie gab nicht nur, sie fühlte sich in ihrem Leben bereichert.

Manche Helfer und Helferinnen in der Flüchtlingsarbeit sind enttäuscht und nicht selten auch gekränkt über das Misstrauen, das ihnen entgegengebracht wird. Ein Beispiel:

Eine Lehrerin empfahl den Eltern eines Flüchtlingskindes, therapeutische Hilfe in Anspruch zu nehmen. Das Kind hatte eine Sprachstörung, die mit geeigneter therapeutischer Hilfe relativ einfach zu beseitigen gewesen wäre. Doch die Eltern reagierten empört und misstrauisch. Sie beendeten sofort das Gespräch mit der Lehrerin. Beim Verlassen des Raumes sagte der Vater immer nur: »Kind nicht weg, Kind nicht weg.«
Die Lehrerin war über diese Reaktion enttäuscht: »Ich wollte doch nur helfen. Da muss man doch etwas tun!«

Die Lehrerin wusste nicht, dass das Wort Therapie in vielen Ländern eine andere Bedeutung hat als in Deutschland. In Syrien, dem Heimatland dieser Familie, mit der die Lehrerin zu tun hatte, haben die meisten Menschen mit dem Wort Therapie nur die Erfahrung gemacht, dass ihnen ein Kind weggenommen wurde oder Familien auseinandergerissen wurden. Es ging und geht nicht um Hilfe, sondern Therapie ist dort (wie in vielen anderen Ländern auch) ein Herrschafts- und

Bestrafungsinstrument der Machthabenden. In manchen Ländern Afrikas wird Therapie gleichgesetzt damit, dass Menschen vom »Teufel besessen« sind und dass ihnen dieser Teufel von Schamanen oder anderen Heilern ausgetrieben werden muss.

Das wusste die Lehrerin nicht, sonst hätte sie vielleicht ein anderes Wort für Therapie benutzt – oft sind Umschreibungen geeignet, in denen Worte wie »Doktor« oder »Medizin« vorkommen, aber leider auch nicht immer. Selbst wenn in den meisten Orten des Nahen Ostens Ärztinnen und Ärzte ein hohes Ansehen genießen, so kann es Ihnen aber auch widerfahren, dass Sie mit einer Flüchtlingsfamilie zu tun haben, die schlimme Erfahrungen mit Ärzt/innen gemacht hat, die im Militär oder bei der Geheimpolizei als Folterknechte eingesetzt wurden. In jedem Fall hilft solch ein Hintergrundwissen zu verstehen, warum sich manche Flüchtlinge misstrauisch gegenüber gut gemeinten Hilfsangeboten zeigen.

Flüchtlinge, die einen oft langen traumatischen Prozess durchlebt haben, sind immer wieder in Situationen geraten, in denen es notwendig war, sehr vorsichtig zu sein. Die Menschen mussten immer wieder überprüfen, ob sie anderen Menschen vertrauen konnten oder nicht, und allzu oft wurden sie ausgenutzt. Diese Haltung, immer auf der Lauer zu sein und Hilfsangebote zu überprüfen, spiegelt die traumatischen Fluchterfahrungen wider. Und doch sind Sie als Menschen, die helfen und unterstützen wollen, professionell oder ehrenamtlich, diejenigen, die das Misstrauen zu spüren bekommen und die verständlicherweise enttäuscht darauf reagieren. Sie haben immer das Recht, ihre Enttäuschung deutlich werden zu lassen UND Sie sollten verinnerlichen, dass Misstrauen auch zu den Traumafolgen zählt.

Misstrauische Menschen fragen wir, woran sie unterscheiden können, ob ihr Misstrauen angebracht ist oder ob sie anderen Menschen vertrauen können, ihnen zumindest einen Vertrauensvorschuss gewähren können. Eine solche Differenzierung hilft oft, das pauschale Misstrauen abzubauen. Doch dieser Weg braucht eine gute sprachliche Verständigung, was im Umgang mit traumatisierten Flüchtlingen nicht immer möglich ist. In jedem Fall ist es notwendig, die traumatisierten Flüchtlinge für ihr Misstrauen nicht durch Abwenden gleichsam zu »bestrafen«, sondern ihr Recht auf Misstrauen zu akzeptieren und Wege der Vertrauensbildung zu gehen.

Wir haben oft beobachtet, dass viele Flüchtlinge neben dem Misstrauen eine Sehnsucht danach haben, wieder Menschen vertrauen zu können und dass Misstrauen manchmal, wenn die Flüchtlinge entsprechende Erfahrungen machen, in ein sehr tiefes Vertrauen und in Dankbarkeit umschlägt.

Auf einen Blick

Lassen Sie Misstrauen zu, geben Sie ihm Raum!

Akzeptieren Sie das Misstrauen der traumatisierten Flüchtlinge als Zeichen ihrer erlebten Not UND versuchen Sie gleichzeitig, Vertrauen aufzubauen!

Fragen Sie sich und andere: Woran können Sie merken, ob Sie vertrauen können oder misstrauen müssen?

Haben Sie Geduld!

Der Weg des doppelten Respekts

Vielleicht erinnern Sie sich an eine Situation, in der Sie krank waren. Sie brauchten Unterstützung und waren dankbar dafür, wenn Sie sie bekamen. Und gleichzeitig reagierten Sie wahrscheinlich allergisch darauf, wenn diese Unterstützung irgendwie zu weit ging. Wer hilfsbedürftig und zu schwach ist, um zu laufen, kann dennoch alleine essen. Wer Probleme mit dem Knie hat, kann sich dennoch allein die Zähne putzen ... Übermäßige Unterstützung – das werden Sie vielleicht kennen, kann als Bevormundung erlebt werden. Das Übermaß an Unterstützung ist kein spezifisches Problem der Flüchtlingshilfe, doch tritt es auch dort auf.

Familie Ammar konnte endlich nach langem Warten eine eigene Wohnung beziehen. Die Wohnung war sehr heruntergekommen und dringend renovierungsbedürftig. Für die Renovierung gab es Geldmittel. Die ehrenamtlichen Helfer/innen begannen, die Renovierung zu planen und dafür Arbeitszeiten an einem Wochenende zu organisieren. Doch Familie Ammar reagierte zunächst zurückhaltend und wies schließlich höflich, aber deutlich, diesen Vorschlag zurück.
Besonders eine Unterstützerin war sehr enttäuscht. Wie sie später »gestand«, dachte sie, ohne sich zu trauen, es laut auszusprechen: »Sie sind wahrscheinlich solche Dreckslöcher gewohnt, dort wo sie herkommen. Deshalb wissen sie wohl mit einer Renovierung nichts anzufangen.«
Doch der Zurückhaltung von Familie Ammar lag ein ganz anderes Interesse zugrunde. Sie hatten wochenlang,

monatelang untätig in einer Flüchtlingsunterkunft ausharren müssen und waren nun froh, endlich einen eigenen Raum zu haben. Diesen wollten sie selbst gestalten. Sie hatten bei und nach der Flucht so viel Hilflosigkeit und Unwirksamkeit erlebt, dass sie nun sehr danach strebten, endlich einmal etwas tun zu können, sich endlich einmal die eigene Wohnung nach eigenen Vorstellungen gestalten zu können.
Als mit Hilfe eines sprachkundigen Begleiters diese Bedürfnisse deutlich wurden, konnten die ehrenamtlichen Helfer innerlich einen Schritt zur Seite treten. Dann zeigte sich, dass sie gebraucht wurden, wenn auch nicht, um die Wohnung zu renovieren, so doch, um einen günstigen Baumarkt zu suchen und die Familie Ammar dorthin zu begleiten, damit sie die vorhandenen Mittel optimal einsetzen konnten.

Flüchtlinge brauchen Hilfe, ja – doch sie müssen vor allem darin unterstützt werden, so viel wie möglich alleine bewältigen zu können. Wir dürfen – und damit meinen wir alle Helferinnen und Helfer, professionelle wie ehrenamtliche – Menschen nicht mit Hilfsangeboten »erschlagen«. Sonst sind Enttäuschungen auf allen Seiten vorprogrammiert. Sonst entsteht aus Hilfsangeboten ein Programm, Dankbarkeit zu erzwingen, das Abhängigkeiten und hierarchische Verhältnisse in zwischenmenschlichen Begegnungen, »die da oben« und »die da unten«, festigt. Wir müssen wissen, dass in jeder Hilfe auch eine potenzielle Beschämungserfahrung enthalten ist. Viele Menschen, egal welchen Alters, egal welcher Nationalität, egal welchen Geschlechtes schämen sich, wenn sie und dass sie auf Hilfe angewiesen sind und ihre Situation nicht allein bewältigen können.

Und die gleichen Menschen brauchen Hilfe. Es geht nicht darum, ob Hilfe nötig ist, sondern um das »Wie«.

Wichtig ist uns in diesem Zusammenhang noch auf den Aspekt der Arroganz hinzuweisen. Jedes noch so gut gemeinte Hilfsangebot kann als arrogant empfunden werden, wenn es nicht den Bedürfnissen der Flüchtlinge entspricht und deren eigene Handlungsmöglichkeiten ersetzt. Wir sind uns sicher, dass das Maß der Hilfe nicht immer und nicht genau getroffen werden kann. Um noch einmal den Vergleich der Unterstützung von Menschen, die erkrankt sind, heranzuziehen: Auch hier wissen die Angehörigen oder anderen Menschen, die die Erkrankten unterstützen, nie genau, was zu viel oder was zu wenig an Hilfe ist. Die Konsequenz daraus lautet, dass sie so viel wie möglich fragen müssen. Das gilt auch bei der Flüchtlingshilfe. Sie sollten fragen, ob Menschen etwas alleine können oder ob sie Unterstützung brauchen. Sie müssen immer wieder bereit sein, ihr Hilfsangebot zu überprüfen.

Doch selbst wenn Sie so handeln, ist es nicht immer leicht, das richtige Maß zu finden. In manchen Kulturen gilt es als höflich, Angebote zunächst einmal abzulehnen. Nur wenn wir bereit sind, uns nicht enttäuscht abzuwenden, sondern in einen Dialog von Fragen und Antworten gehen, um dabei ein Gespür für die Feinheiten in Gesten und Stimmlagen zu entwickeln, können wir weiterkommen.

Die zweite Falle, in die Unterstützer/innen in der Flüchtlingshilfe tappen können, ist die Falle der Anpassung. Gerade diejenigen von Ihnen, die besonders empfindsam sind gegen die Erniedrigung von traumatisierten Menschen und Flüchtlingen, die sich gegen Vorurteile und Abwertungen wenden, sind manchmal gefährdet, alles gut zu finden und zu respektieren, was Flüchtlinge an Verhaltensweisen zeigen. Wenn ein Vater sein Kind schlecht behandelt, wenn eine Frau nicht alleine zum Arzt gehen darf, dann darf das nicht einfach als ein Verhalten aufgrund von »kulturellen Besonderheiten« akzeptiert werden. Wenn wir Menschen unterstützen, dürfen wir ihnen trotzdem widersprechen. Wenn wir Menschen in ihren religiösen und kulturellen Besonderheiten respektieren, dann sollten wir trotzdem prinzipiell die Einhaltung von Menschenrechten einfordern: »Hier ist es anders. Hier gelten andere Regeln, die ich vertrete. Hier dürfen Frauen, die das wollen, alleine zum Arzt gehen, hier werden Kinder nicht geschlagen.«, und Ähnliches.

Unser Motto heißt: »Würdigen, was ist.« Dies beinhaltet, eine Widersprüchlichkeit zu akzeptieren, die wir nun schon häufiger betont haben: Wir unterstützen und wir können andere Auffassungen haben und diese auch nach außen vertreten. Der Weg der Flüchtlingshilfe, den wir vorschlagen, ist der Weg des doppelten Respekts:

Wir respektieren die Flüchtlinge und insbesondere diejenigen, die unter Trauma-Folgen leiden, und wir respektieren uns, unsere persönlichen Werte und Haltungen. Beides gehört zusammen.

Indem wir den Weg des doppelten Respekts gehen, würdigen wir die Flüchtlinge und uns selbst und können insofern vertrauenswürdig sein und Vertrauen schaffen.

Auf einen Blick

Bieten Sie konkrete Hilfe zur Selbsthilfe.

Respektieren Sie die Flüchtlinge und respektieren Sie sich, Ihre Werte und Haltungen!

Kapitel 7
Wie Begegnung gelingt

Sich interessieren

Zu Anfang sei gesagt, dass die beste Einleitung eines Gespräches darin besteht, dass Sie ihr eigenes persönliches Interesse äußern und Ihr Gegenüber befragen. Wer fragt, der interessiert sich. Das klingt einfach, ist es aber nicht. Fragen will gelernt, will geübt sein. In unserem Alltagssprachgebrauch werden häufig Fragen formuliert, die eigentlich keine sind, sondern eher rhetorische Fragen oder Unterstellungen, Vorwürfe, Vermutungen, Schuldzuweisungen oder verdrehte, zumindest doppelbödige Botschaften in sich verstecken. Vermutlich kennen Sie solche »Fragen« auch zur Genüge.

Zum Beispiel: »Wollen Sie nicht endlich mal aufhören, hier herumzupalavern?!«, statt der Forderung: »Hören Sie damit auf, hier herumzupalavern!« Oder: »Ist wieder mal der Bus ausgefallen?«, eine Bemerkung, die, wird sie z. B. gegenüber einem Flüchtling, der zu spät zum Amt kommt, geäußert, alles »bietet«, zugleich eine Unterstellung, Vermutung, Vorwurf, Schuldzuweisung und doppelte Botschaft ist. Sie sagt eigentlich: »Ich ärgere mich, dass Sie zu spät kommen – wie schon häufiger. Und über Ihre Ausreden ärgere ich mich erst recht. Kommen Sie mir nicht mehr damit!« Ihnen wird es nicht anders gehen als uns: dass man sich selbst immer wieder solche Fragen sagen hört, das ist ganz normal. Aber unser Anliegen ist es, Sie hellhörig zu machen. Denn wenn wir sprachlich versierten Menschen schon sehr gefordert sind, die Subtexte zu verstehen und angemessen darauf zu reagieren, wie sollen Flüchtlinge anders als verwirrt sein. Denn sie können Aussagen bzw. Fragen, selbst wenn sie übersetzt werden, nur wörtlich verstehen.

Um es jetzt aber positiv zu formulieren, wie Sie so fragen können, dass Sie sich dem anderen Menschen annähern können: Stellen Sie möglichst offene und konkrete Fragen! Offene Fragen sind das Gegenteil von geschlossenen Fragen, auf die die andere Person nur mit »ja« oder »nein« antworten kann. Also zum Beispiel:

»Möchten Sie diese Suppe essen?«

»Willst du Fußball spielen?«

»Hat dir der Unterricht gefallen?«

Solche geschlossenen Fragen mit ihren eingeschränkten Antwortmöglichkeiten sind selbstverständlich oft notwendig. Doch wenn Sie eigentlich zum Erzählen anregen möchten, dann hemmen solche Fragen jeden Gesprächsfluss. Sie bremsen die Menschen aus, wenn sie erzählen wollen, und bremsen auch Sie aus, wenn Sie sich für jemanden interessieren. Dann ist es sinnvoller, offene Fragen zu stellen, die mit »Was« oder »Wie« beginnen. Zum Beispiel:

»Wie war heute der Unterricht?«

»Was essen Sie gern?«

»Was gefällt dir am Fußballspielen?«

Konkrete, konkretisierende Fragen helfen Ihnen, Ihr Interesse zu zeigen, und helfen den Menschen, denen Sie begegnen, sich prägnanter mitzuteilen. Fragen Sie also konkret, zeigen Sie, dass Ihr Interesse nicht nur oberflächlich ist.

Wenn Sie zum Beispiel einen Flüchtling fragen, wo er herkommt, und er antwortet »aus Syrien«, könnte eine konkretisierende Frage lauten: »Aus welcher Region dort?« Selbst wenn Sie sich nicht in den Regionen Syriens auskennen, ist es für Sie vielleicht von Interesse, ob der gefragte Mensch aus der Großstadt Damaskus kommt oder vom Land, aus einer Wüstengegend oder einem fruchtbaren Gebiet. Sie könnten zum Beispiel, wenn ein Provinzname genannt wird, weiter nachfragen:

> *»Aus der Stadt oder vom Land? Können Sie es mir auf der Karte zeigen? Wie ist dort das Klima? Ist die Gegend dort dicht besiedelt? Gibt es dort Landwirtschaft oder auch andere Arbeit? Lebten Sie mit Ihrer Großfamilie oder als Kleinfamilie zusammen? Wo haben Sie gearbeitet? Wie war die Wohnung? Wo sind die Kinder zur Schule gegangen? …«*

Trauen Sie sich, immer weiter nachzufragen, immer konkreter zu werden, wenn Sie merken, dass Sie damit einen Gesprächsfluss anregen und die Menschen motivieren, lebendig und anschaulich aus ihrem Leben zu berichten. Natürlich nur dann, wenn Sie wirklich Interesse an der gefragten Person haben.

Dennoch werden Sie immer wieder die Erfahrung machen, dass manche Flüchtlinge zurückhaltend oder sogar abwehrend auf Ihre Fragen reagieren. Zuweilen werden Sie auch enttäuscht sein, wie gehemmt Menschen von sich erzählen, obwohl Sie doch meinten, Vertrauen aufgebaut zu haben. Beachten Sie dabei, dass viele Menschen aus Ländern mit totalitären Regimes kommen. Dort gefragt, sprich: ausgefragt, zu werden, bedeutete, in Gefahr zu sein und sich mit Antworten in Gefahr zu begeben. Die Geheimdienste, die Polizei, das Militär fragten die Menschen aus, um Angehörige des Widerstands zu identifizieren. Deswegen sind viele Menschen aus totalitären Regimes vorsichtig und misstrauisch.

Noch einmal: Fragen Sie bitte nur, wenn Sie sich wirklich interessieren. Und – das ist uns besonders wichtig – nehmen Sie dabei auch Ihre eigenen Interessen ernst. Sie können darüber Brücken bauen zu Menschen, mit denen Sie zuvor vielleicht Schwierigkeiten hatten, Kontakt aufzunehmen. Ein Beispiel:

Frau Schneider arbeitet in einer Mädchenwohngruppe allein reisender minderjähriger Flüchtlinge. Zwei Geschwister, elf und vierzehn Jahre alt, sind sehr verschlossen. Sie kapseln sich von den anderen ab, und sie antworten kaum bzw. sehr spröde und zurückhaltend auf die Fragen oder die anderen Annäherungsversuche von Frau Schneider.

Frau Schneider überlegt, wofür sie sich interessiert und wofür sie sich in dem Alter der beiden Mädchen interessiert hat. Das waren und sind Tiere. Frau Schneider liebt vor allem Katzen und ist eine eifrige Zoobesucherin. Da bringt sie ihre Katze mit in die Wohngruppe – trotz des Risikos, dass die Haltung gegenüber Katzen aufgrund kultureller Besonderheiten »belastet« sein könnte – und zeigt sie den beiden Mädchen. Diese schauen mit großen Augen auf die Katze, scheu, neugierig und staunend. Sie strecken zögerlich ihre Hände aus, als ob sie sie streicheln wollten, wagen es aber dann doch nicht und blicken fragend Frau Schneider an. Frau Schneider nickt und fordert sie auf, die Katze zu streicheln. Dabei berühren sich ihre Hände, und alle drei kommen ins Gespräch. Frau Schneider zeigt den Mädchen Fotos von den Tieren, die sie gern hat. Die Liebe zu Tieren wird zur Brücke zwischen Frau Schneider und den beiden Flüchtlingsmädchen. Irgend-

wann erzählen die Mädchen von ihren Erfahrungen mit Tieren im Heimatland und während der Flucht.

Sich für andere Menschen zu interessieren heißt nicht, sich zu einem Neutrum zu machen oder zu einer Leerstelle. Gerade wenn wir als Begleiter/innen traumatisierter Menschen mit uns, unseren eigenen Bedürfnissen, Interessen, Hobbies, mit unserer eigenen Neugierde, mit dem, was uns beschäftigt, authentisch und wahrhaftig sind, können wir sie auch erreichen.

Am Beispiel von Frau Schneider und den beiden Mädchen lässt sich noch ein anderer Aspekt illustrieren. Er kann hilfreich sein, wenn sich im unmittelbaren Kontakt zwischen Menschen das Interesse nicht entfalten kann und die Begegnung stockt. Wir nennen diesen Aspekt der Begegnung eine Triangel. Wir beschreiben damit, dass die Menschen wie hier Frau Schneider einerseits und die beiden Mädchen andererseits, ihr gemeinsames Interesse auf etwas Drittes, hier die Katze, richten. Dadurch verändert sich auch der Kontakt zwischen den Mädchen und Frau Schneider, er wird offener und tiefer.

Die Anregung, die Triangel-Perspektive einzunehmen und für die Erweiterung der Kommunikation zwischen traumatisierten Flüchtlingen und Begleiter/innen zu nutzen, entnehmen wir der Entwicklungspsychologie und verbinden sie mit unseren Erfahrungen aus anderen pädagogischen und therapeutischen Zusammenhängen. Der Sozialanthopologe Michael Tomasello[21] wies darauf hin, dass im dritten Lebensmonat von Babys ein Prozess beginnt, in dem Eltern auf einen Gegenstand zeigen und die Kinder diesem Blick folgen. Später dann zeigen auch die Kinder auf einen Gegenstand und die Erwachsenen orientieren sich mit ihrem Blick in diese Richtung. Bei allen Beteiligten besteht ein gemeinsamer Bezug auf etwas Drittes. Dabei lernen Kinder über das Zeigen und die Identifikation mit der zeigenden Person, auch jenseits der Worte auf die Absichten der Mutter oder des Vaters oder anderer Erwachsener zu schließen. Sie lernen im günstigsten Fall die Bedeutung der Handlung zu verstehen. In jedem Fall aber intensiviert sich die Beziehung von Kind und Erwachsenem durch den gemeinsamen Bezug auf etwas Drittes. Und diese Chance bleibt ein Leben lang bestehen.

Gerade, wenn sprachliche Hürden bestehen und es Schwierigkeiten in der unmittelbaren Verständigung gibt – aus welchen Gründen auch immer –, ist es sinnvoll, eine Triangel herzustellen, also den gemeinsamen Bezug auf etwas Drittes anzubieten und zu suchen.

Auf einen Blick

Zeigen Sie Ihr Interesse, indem Sie fragen: möglichst offen und möglichst konkret.

Nehmen Sie ihre eigenen Interessen, Neigungen, Hobbies usw. als Ausgangspunkt Ihrer Neugier, Ihres Kontaktangebotes!

Schaffen Sie Triangeln: gemeinsame Bezugspunkte auf etwas Drittes.

Sich berühren lassen

Die deutsche Sprache ist in vieler Hinsicht wunderbar mehrdeutig. Die Bezeichnung, »berührt« zu werden, beinhaltet einerseits, dass wir Menschen mit anderen Menschen mitfühlen und emotionale und andere Reaktionen auf das Leben und Erleben anderer Menschen zeigen. Und sie bezeichnet gleichzeitig einen körperlichen Kontakt, eine körperliche Berührung. Für traumatisierte Menschen, so auch für traumatisierte Flüchtlinge, ist es wichtig, dass sie die Erfahrung machen, nicht ins Leere gehen zu müssen, sondern dass sie spüren, dass andere Menschen von ihnen »berührt« sind, dass sie Beziehungswirksamkeit erfahren.

Da Sie dieses Buch lesen, gehen wir davon aus, dass Sie Mitgefühl mit den Schicksalen und der Not traumatisierter Flüchtlinge haben und dass Sie berührbar sind. Das ist gut so. Und das ist ein wesentlicher Bestandteil dessen, was Sie in der Begleitung traumatisierter Flüchtlinge tun können: sich berühren zu lassen. Auch dazu möchten wir Ihnen einige Hinweise geben.

Wenn Sie von der Not und der Freude, von den Ängsten und dem Vertrauen traumatisierter Flüchtlinge berührt werden, dann sollten Sie Ihre Gefühle nicht zu verbergen versuchen, auch wenn solche Gefühle in manchen Kreisen als »unprofessionell« oder »sentimental« diffamiert werden. Zeigen Sie Ihre Gefühle, auch wenn Sie es vielleicht bisher nicht so sehr gewohnt waren, dies im Alltag zu tun. Gefühle sind natürlicher Ausdruck innerer Bewegung. Sie sind lebensnotwendig, und es ist ein wichtiger Bestandteil des Zusammenlebens zwischen Menschen, die eigenen Gefühle zu teilen. Dazu muss man sie zulassen, dazu ist es wichtig, ein Freund des eigenen Gefühlslebens zu sein, auch wenn einem nicht alle Gefühle in gleichem Maße lieb sind. Gefühle zu zeigen verbindet, gemeinsames Lachen ebenso wie gemeinsames Weinen. Auch hier ist uns wichtig, dass Sie zu nichts gezwungen sind. Es darf keinen Druck geben, Gefühle zu zeigen – aber ebenso wenig, sie nicht zu zeigen.

Sie wissen sicherlich aus vielen Situationen Ihres Lebens, dass Gefühle ansteckend sind, Angst und Verzweiflung ebenso wie Freude und Begeisterung. Also werden Sie auch in der Begegnung mit Flüchtlingen nicht verhindern können, dass Sie sich in diesem Sinne anstecken lassen und wunderbarerweise auch andere Menschen anstecken. Zeigen Sie, dass Sie berührbar sind. Dass Sie dabei zu Ihrem eigenen Schutz und dem der Flüchtlinge Wege benötigen, manche der geteilten und übertragenen Gefühle nicht dauerhaft zu Ihren eigenen zu machen und sie in diesem Sinn auch wieder loszuwerden, darauf werden wir in einem späteren Kapitel eingehen.

Zum Berührtsein, zum Sich-berühren-Lassen, gehört auch, dass Sie Geschichten von sich erzählen, wenn sie Ihnen in den Sinn kommen und Sie das wollen.

Osman hatte seinen Bruder auf der Flucht verloren. Er blickte mit traurigen Augen in die Welt, ohne andere Menschen direkt anzuschauen. Er wirkte irgendwie verloren, fand dafür aber keine Worte, sondern trauerte still, oft in sich versunken und mit einem steinernen Gesicht, vor sich hin. Stefan Berg mochte Osman und versuchte, ihn zu trösten. Doch er erreichte Osman nicht. Da setzte er sich eines Abends ruhig und abwartend neben ihn, bis er spürte, dass Osman seine Gegenwart akzeptierte und begann mit seiner Erzählung. Er erzählte – sie konnten sich halbwegs in Englisch verständigen – davon, wie er früh seinen Vater verloren hatte, den Vater, der ihm Vorbild war und den er sehr geliebt hatte und immer noch liebte. Er erzählte von der Beerdigung, erzählte von seiner Trauer, von seiner Erstarrung, von seinen Tränen und von all dem, wie er versuchte, seine Trauer zu leben und

sich gleichzeitig von ihr abzulenken, wie er sich in seiner Trauer zu sehr verschlossen hatte und sie zumindest gelegentlich mit anderen zu teilen versuchte. Wie er dabei manchmal enttäuscht wurde und wie es ihm oft gut getan hatte.
Osman hörte zu, fragte sogar gelegentlich nach, wenn ihm etwas fremd war, und erzählte von seinem Bruder. Er beschrieb den Bruder und berichtete von vielen Geschichten, die sie in ihrem Heimatort gemeinsam erlebt hatten. Stefan Berg verstand nicht alle Worte, aber die Botschaft kam an. Er hörte zu, und er spürte, dass das Erzählen seiner eigenen Geschichte Osman ermutigt hatte, sich seiner eigenen Geschichte zu öffnen, sie mitzuteilen und damit einen Weg aus der Versteinerung, aus der erfrorenen Trauer, zu finden.

Dabei scheint uns noch ein anderer Gesichtspunkt bedeutsam zu sein: Oft wird gefordert, dass Menschen sich unserer Kultur in Mitteleuropa anpassen sollen oder müssen. Doch wie können sie das leisten, wie kann es ihnen gelingen, Teile dieser Kultur zu übernehmen? Die Kultur, das sind Menschen, das sind Sie. Nur durch lebendige Begegnungen mit Menschen wie Ihnen können Flüchtlinge, vor allem wenn sie in traumatischen Erfahrungen erstarrt sind, unsere Gesellschaft, unsere Kultur wahrnehmen. Integration in eine Kultur ist kein abstrakter Prozess, sondern ist lebendige Begegnung verschiedener Menschen, die sich mitteilen – ganz gleich, ob sie Einheimische oder Flüchtlinge sind.

Und noch ein weiterer Aspekt gehört zu dem Thema, sich »berühren« zu lassen: die körperliche Berührung. Wenn Sie trösten wollen, werden Sie oft den Impuls kennen, in den

Arm zu nehmen, eine Wange zu streicheln oder zumindest die Hand anzubieten und fest zu drücken. Diese Impulse sind gut und sinnvoll. Wir halten nichts davon, gegenüber traumatisierten Menschen ein generelles Berührungsverbot auszusprechen. Wer traumatisierte Flüchtlinge zu Unberührbaren erklärt, lässt sie alleine und lässt sie im Stich. Berührung tut gut, sie tröstet.

Es gibt aber auch traumatisierte Flüchtlinge, die Berührungen nicht aushalten, für die selbst vorsichtige Berührungen Trigger sind, Auslöser der Erinnerung an gewalttätige Übergriffserfahrungen. Das werden diese traumatisierten Flüchtlinge Ihnen in der Regel nicht von sich aus erzählen. Und das werden Sie kaum erraten können. Aber Sie können fragen: »Darf ich Ihnen die Hand geben? Darf ich Sie einmal umarmen?« Sie können beobachten, wie Flüchtlinge sich untereinander begegnen, ob sie sich berühren oder nicht, und Sie können daraus vielleicht vorsichtige Rückschlüsse für Ihr Verhalten ziehen. Und doch bleibt immer ein Risiko, dass Ihre Berührung abgelehnt wird. Aber Sie können es nicht lösen, indem Sie auf Berührung ganz verzichten. Sie werden vor diesem Hintergrund rasch merken, dass Sie Antworten erhalten. Nur im persönlichen Kontakt, nur im Fragen und Antworten kann die Sicherheit entstehen, ob körperliche Berührungen sinnvoll und erlaubt sind oder nicht. Wenn Ihnen das Risiko, dass dem traumatisierten Menschen eine Berührung nicht gut tut, zu groß ist, dann unterlassen Sie sie. Sprechen Sie dann Ihren Impuls, z. B. eine Hand zu reichen, aus – Sie berühren dann mit Worten. Unser Rat: Nehmen Sie Ihre eigene Scheu ernst, aber überlassen Sie ihr nicht die alleinige Regie über Ihr Verhalten.

Auf einen Blick

Indem Sie zeigen, dass Sie sich emotional berühren lassen, schaffen Sie Begegnung.

Sie dürfen sich seelisch berühren lassen, aber Sie müssen das nicht.

Orientieren Sie sich an dem Prinzip der Freiwilligkeit und Wahrhaftigkeit.

In diesem Sinne ist auch körperliche Berührung kein Tabu, wenn sie von beiden Beteiligten erlaubt wird und von einer respektvollen Haltung getragen ist.

Spürende Begegnungen

Wahrscheinlich haben Sie auch die Erfahrung gemacht, dass der Klang einer Stimme manchmal mehr über die Befindlichkeit des Menschen aussagt, als der Inhalt der Worte. Auch der Blickkontakt kann oft mehr bewirken (oder verhindern) als das gesprochene Wort. Unser Konzept der »spürenden Begegnungen« greift solche Erfahrungen auf, vertieft sie theoretisch und praktisch und bietet ein Instrument der Begegnung, das in vielen Bereichen sozialer und pädagogischer Arbeit eingesetzt werden kann. Wir wollen es Ihnen vorstellen und Beispiele anführen, wie es Ihnen in der Begleitung traumatisierter Flüchtlinge nützlich sein kann.

Das Konzept der »Spürenden Begegnungen« arbeitet mit den fünf grundlegenden Interaktionen zwischen Menschen:

- schauen und gesehen werden
- tönen und gehört werden
- greifen und ergriffen werden
- drücken und gedrückt werden
- lehnen (statt abgelehnt werden)

Dies sind motorisch-sinnliche Interaktionen und Begegnungen und gleichzeitig Begegnungen und Interaktionen des Erlebens. Die Doppeldeutigkeit dieser Bezeichnungen nutzen wir im Konzept der »Spürenden Begegnungen«. Vor allem für die Erlebensqualität dieser Interaktionen interessieren wir uns und nennen sie deshalb auch »Primäre Leibbewegungen«[22]. »Primär«, weil sie bereits im Säuglings- und Kindesalter eines Menschen eine entscheidende, das Leben prägende Rolle spielen, worauf wir später noch näher eingehen werden. »Primär« sind sie auch, weil sie Begegnungen des Erlebens sind. Der Fachbegriff Leib wiederum bezeichnet in der Tradition der phänomenologischen Philosophie den erlebenden Menschen (Husserl, Merleau-Ponty, Waldenfels, Schmitz, Fuchs u. a.) und wird nicht, wie alltagssprachlich üblich, mit Körper gleichgesetzt. Es geht also beim Schauen und Gesehen-Werden nicht um die körperlich-sensorischen Fähigkeiten eines Menschen, sondern um sein Erleben. Wenn Sie sich zum Beispiel von einem Partner oder einer Partnerin ständig »überhört« fühlen, dann hilft hier keine höhere Lautstärke, sondern nur eine andere Qualität der Begegnung und Beziehung. Wenn ein Kind von seiner Mutter übersehen wird oder eine Frau von ihrem Partner einen beschämenden Blick spürt, ist dies nur durch eine andere Haltung, durch Begegnungen mit anderen Erlebensqualitäten zu verändern.

Eine Quelle der Primären Leibbewegungen ist, um noch einmal darauf zurückzukommen, die phänomenologische Therapieforschung, in der wir nachhaltig wirksame therapeutische Interaktionen untersucht und sie mit den grundlegenden Erkenntnissen der Säuglingsforschung (Stern[23], Dornes[24] u. a.) in Verbindung gebracht haben. Die genannten fünf Leibbewegungen sind die ersten Lebens- und Erlebensäußerungen von Säuglingen. Säuglinge lehnen sich in den Arm der Mutter oder anderer Betreuungspersonen. Sie schauen und beginnen die Begegnung mit der Mutter, dem Vater u. a. über die Augen. Sie drücken z. B. die Milchflasche an sich oder von sich weg. Sie drücken ihr Köpfchen beim Stillen an die Brust oder drücken sich mit dem ganzen Körper weg, etwa wenn sie die Arme der Erwachsenen als einengend erleben. Über die Kraft und Ausdrucksstärke ihrer Töne können Eltern so manches Lied singen. Säuglinge greifen schon in den ersten Tagen reflexartig nach einem hingestreckten Finger und nutzen später das Greifen, um sich in die Welt hinauszubewegen.

Widmen wir uns den Primären Leibbewegungen im einzelnen und betrachten wir, wie die »Spürenden Begegnungen« dazu beitragen können, dass Begegnungen mit traumatisierten Flüchtlingen gelingen.

Schauen

Schon bei der Geburt ist die Augenmuskulatur nahezu vollständig entwickelt; Neugeborene nehmen die Augen der Mutter wahr, ihr Blick wird oft als »offen und unverstellt« beschrieben. Schon im Alter von acht Wochen beginnen Säuglinge von sich aus direkten Blickkontakt zur Mutter aufzunehmen, sie suchen den Blick. Im Alter von drei bis sechs Monaten ist die Interaktion zwischen der Mutter, dem Vater oder einer anderen Bezugsperson und dem Kind vor allem eine visuelle, ein Tanz der Blicke. Das Kind kann in dieser Lebensphase »Bewegungen seiner Gliedmaßen sowie die Augen-Hand-Koordination erst geringfügig kontrollieren. Dagegen ist das visuell-motorische System schon nahezu ausgereift, und im Blickverhalten ist das Kind ein erstaunlich tüchtiger Interaktionspartner. Der Blickkontakt ist eine wichtige Form sozialer Kommunikation«.[25] In dieser Phase ist der Säugling darauf angewiesen, dass er Blickkontakte angeboten bekommt. Gleichzeitig sollte ihm die Kontrolle über den Beginn und das Ende des Blickkontaktes überlassen werden. Beides ist eine wichtige und notwendige Voraussetzung für die Entwicklung des Selbstempfindens des Säuglings. Im späteren Leben zeigen sich im Dialog der Blicke alle Qualitäten des Erlebens. Blicke gehen ins Leere, Menschen werden übersehen. Blicke können verachten oder würdigen, beschämen oder ernst nehmen usw.

Menschen mit traumatischen Erfahrungen haben vieles gesehen, was sie überfordert. Ihre Augen mussten vieles erblicken, was sie eigentlich nicht sehen wollten. Oder sie durften die Menschen nicht ansehen, nicht »erkennen«, die sie bedrohten. Oft waren sie Blicken ausgesetzt, in denen sie als Opfer auserkoren waren: feindlichen Blicken, abwertenden, entwürdigenden Blicken, bedrohlichen und gewalttätigen Blicken. All das kann Folgen haben. Einige Beispiele:

Nour, 14 Jahre alt, hatte Angst vor Herrn Pfill. Dabei war er doch ganz nett, wie alle anderen meinten. Doch Nour hatte Angst. Auch wenn Herr Pfill das Essen ausgab, wagte sie sich nicht in seine Nähe und bat andere Mädchen oder Frauen, für sie das Essen zu holen. Ein Arabisch sprechender Helfer fragte Nour, was sie denn an Herrn Pfill auszusetzen habe. Sie sagte: »Böser Blick!« Anscheinend erinnerte sie der Blick von Herrn Pfill an den Blick eines Mannes, der ihr Schlimmes angetan oder sie bedroht hatte … Ob Herr Pfill nur das Pech hatte, dass sein Blick dem des früheren Täters ähnelte, oder ob im Blick von Herrn Pflill etwas potenziell Bedrohliches lag, was das Mädchen spürte, sei hier offen gelassen.

Arif ist ein aufgeweckter Junge. Er beteiligt sich am Unterricht, spielt mit den anderen Kindern, ist aufgeschlossen und neugierig. Doch ab und zu erstarrt er und sein Blick geht ins Leere, nur selten bewegen sich die Augen. Es scheint, als würde er einen Film sehen, den nur er und sonst niemand sehen kann.

Solche »Flashbacks« treten häufig bei Menschen auf, die traumatische Erfahrungen gemacht haben. Vor dem inneren Auge blitzt (»flash«) ein Bild oder eine Szene aus der Vergangenheit auf und schiebt sich vor die Realität der Gegenwart.

Was können Sie tun? Suchen Sie Blickkontakt, sprechen Sie mit den Augen und lassen Sie sich von dem, was Sie in den Augen Ihres Gegenübers lesen, berühren. Senden Sie wahrhaftige Blicke und schauen Sie Menschen in die Augen. Gerade die traumatisierten Menschen spüren, ob Sie wahrhaftig sind und es ehrlich mit ihnen meinen. Wenn Sie spüren, dass nicht Sie gesehen werden, sondern jemand anderes, dann ist es gut, Ihr Gegenüber darauf anzusprechen und zu fragen, was es sieht. Oder aber auf die anderen spürenden Begegnungen zurückzugreifen, zum Beispiel eine Verbindung über das Hören und Gehört-Werden zu suchen oder zum Beispiel eine Hand zum Greifen anzubieten, um Kontakt aufzunehmen. Sie sollten keinen Blickkontakt erzwingen, doch sich immer darum bemühen. Noch einmal, es geht nicht darum, dass Sie immer freundlich schauen oder warmherzig, innig oder neugierig, sondern es geht vor allem darum, dass Sie die Blicke als

Brücke zu den anderen Menschen anbieten und nutzen und dass Sie wahrhaftig sind.

Zwei Beispiele:
Der kleine Bassam, vier Jahre alt, litt unter unregelmäßigen »Zappelanfällen«, wie die anderen es nannten. Er begann zu zittern und schlug um sich, sein Kopf wackelte hin und her, seine Beine wippten, er schien jeden Kontakt mit der Welt zu verlieren. Die anderen Kinder zogen sich dann von ihm zurück, auch manche Erzieherinnen waren hilflos, mit ihm umzugehen. Was half? Eine Erzieherin versuchte zuerst vergeblich, mit ihm über Worte Kontakt aufzunehmen, dann kauerte sie sich vor ihn hin, hielt erst seine Hände, nahm dann sein Gesicht in ihre Hände, wandte es so ihr zu, dass ihre beiden Augenpaare Kontakt haben konnten. Dann sagte sie mit ihrer klaren Stimme in einer Mischung von Bitten und Fordern: »Bassam, schau' mich an. Schau mir in die Augen! Du kennst mich doch! Bassam, schau' mich an. Ich bin Elli! Siehst Du das?! Schau' mich an!« Bassam beruhigte sich innerhalb einer Minute ...

Nazar war ein junger Mann aus der Ukraine. Was er dort erlebt hatte, wusste niemand. Er sprach nicht darüber. Doch dass er traumatische Erfahrungen durchlebt haben musste, war allen deutlich, die mit ihm zu tun hatten. So verstört war er. Er war kaum in der Lage, andere Menschen anzuschauen – Flüchtlinge, Helfer und Helferinnen, wen auch immer. Nur mit Illya ging es. Wenn Nazar sich mal wieder sichtbar von der Welt zurückzog und nur in sich hineinstarrte und nichts hörte, gelang es Illya, mit einem »Komm!« und einem kleinen Stupser an die Schulter, Nazar zu einem Blickkontakt zu bewegen. Wenn sie sich anschauten, konnte Nazar bald darauf seine Augen und damit sich wieder erheben und aus seiner Starre erwachen.

Tönen

Säuglinge können sich von Geburt an lautstark bemerkbar machen. Ihr stimmliches Ausdrucksvermögen ist trotz fehlender verbaler Sprache äußerst differenziert und vielfältig. Es reicht vom leisen, fast unhörbaren Wimmern bis zum herzhaften Schreien. Wenn sie nicht gehört werden oder nur auf bestimmte – für ihre Bezugsperson angenehme – Töne Reaktionen erfahren, können sie in depressiver Resignation verstummen oder versuchen, sich um jeden Preis aggressiv Gehör zu verschaffen.

Viele Kinder oder Erwachsene sind verstummt, sie sind entweder generell oder partiell sehr schweigsam, nämlich immer dann, wenn es um sie selbst geht. Manche Menschen können beruflich sehr lautstark sein und sich differenziert äußern, sind aber, wenn es um sie selbst, ihre Bedürfnisse, ihre Gefühle, ihr Privates oder ihr Intimes geht, unfähig, sich zu artikulieren. Ihr Erleben bleibt stumm. Der Unterschied wird deutlich, wenn wir es damit vergleichen, wie ein Baby seine Bedürfnisse äußert, wie es z. B. seinen Hunger nach Nahrung oder Beachtung herausschreit, mit ganzem Körper und ganzer Seele.

Wenn das eigene Erleben keinen Ton, keinen Ausdruck, keine Stimme findet, kann dies auch daran liegen, dass das persönliche Erklingen von anderen Geräuschen übertönt wurde oder wird. Gehört zu werden, scheint besonders selbstverständlich zu sein, ist jedoch für viele Menschen eine Frage von existenzieller Bedeutung. Wenn das eigene Tönen ins Leere ging oder geht, wenn die Klänge und Stimmen des Erlebens keine Resonanz fanden oder finden, ist dies eine schreckliche Erfahrung mit nachhaltigen Folgen.

Viele Flüchtlinge haben Geräusche gehört, die ihnen zu Herzen gingen, Schreie der Not und des Elends, Hilfeschreie, Jammern und anderes mehr. Und oft wurden ihre Hilferufe überhört, genauso wie ihr »nein« gegen die Menschen, die sie bedrohten. Was können Sie tun? Die traumatisierten Flüchtlinge brauchen andere Klänge als die Klänge des Schreckens. Wahrscheinlich werden viele der Flüchtlinge Ihre Worte nicht verstehen, aber Ihre Stimme wird auf sie wirken. Mit Ihrer Stimme schaffen Sie Vertrauen. Mit Ihrer Stimme setzen Sie den Klängen des Schreckens eine Alternative entgegen.

In den Beispielen, die wir beim Schauen angeführt haben, wurde schon deutlich, wie das Schauen und das Tönen bzw. das Gehört-Werden zusammenhängen. Besonders wichtig ist es, die Menschen, die Sie begleiten, mit ihrem Namen anzusprechen und sich zu bemühen, diesen richtig auszusprechen. Fragen Sie die Flüchtlinge, wie sie heißen und wiederholen den Namen solange, bis Sie ihn so aussprechen können, dass die Person weiß, dass sie gemeint ist. Kleine Unzulänglichkeiten bei der Aussprache werden meistens lächelnd verziehen, so wie Sie sicherlich Irritation in der Aussprache Ihres Namens nicht übelnehmen werden. Doch sich nicht um eine richtige Aussprache des Namens zu bemühen, ist ein Zeichen der Missachtung der Person. Sich darum zu bemühen, den Namen zu lernen und einigermaßen stimmig auszusprechen, ist ein Ausdruck der Würdigung, ein Ausdruck, dass die Flüchtlinge Ihr Gehör gefunden haben.

Manchmal reicht der Klang der Sprechstimme nicht aus, um sich einem traumatisierten Menschen hörbar zu machen und muss durch die Klänge des Summens oder Singens ersetzt werden.

Die kleine Nataly verstand nur Armenisch. In der Schule bemühte sie sich, Deutsch zu lernen. Doch es fiel ihr schwer. Man merkte ihr an, wie belastet sie war. Sie litt unter Angstattacken und Fieberschüben. Der Lehrerin des Integrationsunterrichts gelang es, die Angstattacken abzumildern. Sie setzte sich vor Nataly und wiederholte mehrmals ihren Namen: »Nataly. Nataly. Nataly.« Manchmal half dies. Wenn es nicht ausreichte, begann sie, zu summen und Natalys Namen zu singen: »Hhmmmmh … hmmmm.« Und dazwischen »Nataly« – als eine geschmeidige und warmherzige Melodie. Darüber erreichte sie Nataly und konnte ihre Angst lindern.

Greifen

Greifen ist auch Begreifen. Kinder begreifen die Welt. Kinder greifen nach der Mutter oder dem Vater, sie greifen nach Spielzeug, nach der Flasche, nach der Brust, nach allem, was sie interessiert. Ist das, wonach sie greifen wollen, nicht da, greifen sie ins Leere, machen Erfahrungen mit dem Nichts. Geschieht dies häufig, hören sie auf zu greifen. Sie halten ihre Greifimpulse zurück, etwa indem sie ihre Schultern chronisch anspannen, und können dann manchmal auch als Erwachsene die Arme gar nicht mehr bewusst heben oder ausstrecken. Sie empfinden ihre Hände als zu unlebendig, gelähmt oder schlaff, um mit ihnen nach etwas zu greifen.

Greifen ist folglich mehr als eine motorische Funktion. Greifen ist eine Leibbewegung. Der Säugling nimmt Kontakt mit dem Umfeld über den Blick, über Geräusche, über den Rhythmus, über Hautberührung auf, doch ist er dabei noch von anderen Menschen, von ihrem Kommen und Gehen abhängig. Er selbst ist an den Ort gefesselt und auf Zuwendung angewiesen. In der Krabbelphase beginnt sich dies zu ändern. Der Säugling kann sich in die Welt hinausbewegen. Mag seine Welt anfangs noch so klein sein, beginnt doch eine neue Qualität des Kontaktes: die Qualität des Greifens und Begreifens. Etwas sehen, Interesse haben, greifen wollen, dorthin krabbeln, zugreifen – das ist ein durchgehend fließender Prozess, in dem die Kinder etwas über ihre Umwelt lernen, Objekt für Objekt, Griff für Griff.

Über das Greifen begreift es die Welt im doppelten Sinne: das Kind begreift die Qualitäten der Gegenstände und wie Menschen sich anfühlen, und es begreift gleichzeitig seine eigenen Fähigkeiten des Kontaktes. Es lernt Wirksamkeit.

Greifen Kinder und Erwachsene ins Leere oder werden sie gewaltsam ergriffen, hat das nachhaltige Folgen. Sie hören auf, zu be-greifen, oder werden selbst aggressiv, greifen an.

Flüchtlinge wurden oft gewaltsam angegriffen und ergriffen und, wenn sie Hilfe suchten, griffen sie oft ins Leere. Diejenigen, die sexuelle Gewalt erlebten, mussten die Erfahrung machen, dass sie gewaltsam ergriffen wurden und dem ohnmächtig ausgeliefert waren. Sie sind dann oft im Greifen »verstummt«, sie stehen mit leeren Händen da. Der Impuls, zu greifen und sich die Welt zu eigen zu machen, ist in der Machtlosigkeit und im Alleinsein danach verloren gegangen. Geblieben ist meistens die Fähigkeit, das »Notwendigste zu machen«, für den eigenen Lebensunterhalt und den der Kinder, Eltern, Geschwister usw.

Andere traumatisierte Flüchtlinge, die die Erfahrung machen mussten, gewaltsam ergriffen worden zu sein, reagieren mit Aggressivität, weil sie sich bewusst oder unbewusst »geschworen« haben, niemals wieder in eine solche Situation zu kommen. Geblieben ist die Verzweiflung in der Leere danach. Diese Erfahrungen haben, unabhängig davon, ob sie sich in Ohnmacht oder Aggressivität ausdrücken, zur Folge, dass viele dieser Menschen Angst haben, berührt zu werden, aber gleichzeitig eine tiefe Sehnsucht nach Berührungen, die ihre Grenzen respektieren und sie würdigen. Diese Widersprüchlichkeit greift das folgende Beispiel auf:

Malaika fasste alles an. Vor dem Essen berührte sie jede Speise und jeden Gegenstand auf dem Tisch, bevor sie etwas zu sich nahm. Wenn sie in ein neues Zimmer kam oder in einem Raum einen neuen Gegenstand sah, musste sie alles berühren. Mit ihrem Greifen begriff sie offensichtlich die Welt. Doch wenn andere sie berühren wollten, zog sie sich erschrocken zurück. Sie sprach kein Wort, in keiner Sprache. Sie war verstummt und verhielt sich, als wäre sie jünger. Mit ihren sieben Jahren wirkte sie wie eine Drei- oder Vierjährige. Malaika berührte auch ihre Krankenschwester, ergriff ihre Hände, fasste ihre Handgelenke und Arme an. Doch wenn die Krankenschwester Malaika berühren wollte, kam sie sich wie eine Täterin vor, so sehr schreckte Malaika zurück.

Doch die Krankenschwester fand einen Weg der Kontaktaufnahme zu Malaika. Als Malaika sie wieder einmal anfasste und dabei ihren Bauch berührte, zeigte sie lachend, dass das kitzelte. Sie piekste ganz kurz mit einem ausgestreckten Zeigefinger auf Malaikas Bauch. Das kitzelte und Malaika verzog ihren Mund zu einem angedeuteten Lächeln. Malaika piekste zurück, und so entstand ein kleines gegenseitiges Pieks- und Kitzelspiel. Daraus entwickelten sie beide später ein gemeinsames Ritual. Sie durften greifen und wurden ergriffen. Vorsichtig, zart, spielerisch, wie viele Kinder es lieben. Malaika fand Vertrauen. Nach drei Wochen ließ sich Malaika von der Krankenschwester umarmen.

Für viele Kinder und Jugendliche, die schlechte Erfahrungen mit Berührungen gemacht haben, ist ein spielerischer Zugang wichtig, um überhaupt Berührungen zuzulassen und zu testen, ob sie anderen Menschen vertrauen können. Das gilt meist auch für Erwachsene.

Arun ist ein junger Mann, Ende zwanzig. Er tut alles, um seinen Körper zu verbergen und sich nicht mit unbekleideten Körperteilen vor anderen zu zeigen, geschweige denn, sich berühren zu lassen. Nur beim Fußballspielen vergisst er alles. Da scheut er keinen Körperkontakt. Er rennt wild in die Zweikämpfe hinein und lässt sich rempeln. Er vergisst seine traumatischen Körperängste, lebt auf. Er ruft und blickt und greift ...

Der junge Ali beginnt eine Ausbildung. Er ist scheu und ängstlich. Der Ausbilder, Herr Krenz, möchte ihm zeigen, dass er willkommen ist und es »packen« wird. Mehr oder weniger durch Zufall finden sie dafür einen Weg und entwickeln ein Ritual: Immer, wenn sie sich begrüßen, bietet Herr Krenz Ali die Hand an und sie schlagen die Hände mit einem »Give me five« aufeinander. Dabei rufen sie »Tag!« und schauen sich in die Augen. Sie verbinden die »Spürenden Begegnungen« Schauen, Tönen und Greifen. Dieses Begegnungsritual hilft Ali, seine Scheu und seine Angst zu überwinden.

Drücken

Drücken beinhaltet wie jede Leibbewegung eine motorische Ebene und eine Ebene des Erlebens. Motorisch kann man etwas mit unterschiedlicher Intensität drücken, zart, weich wie eine sanfte Berührung, aber auch fest und kraftvoll. Die Richtung des Drückens kann nach innen, gegen den eigenen Körper, und nach außen gehen. Man kann etwas an sich herandrücken und etwas wegdrücken. Das Gegenteil des Wegdrückens ist das Ziehen. Das schnelle Wegdrücken wird zum Stoßen.

Wie bedeutend Drücken als grundlegende Bewegung des Erlebens ist, wird oft in der Begegnung mit Erwachsenen oder Jugendlichen deutlich. Wenn wir fragen: »Wie geht es Ihnen?«, antworten viele Menschen, dass sie sich unter Druck fühlen oder dass sie darunter leiden, dass andere Menschen Druck auf sie ausüben. Manche haben Angst, Forderungen an andere Menschen zu stellen, weil sie »keinen Druck ausüben wollen«. Wieder andere stehen unter »Hochdruck«, ohne dass der Druck nach außen dringt und gegen andere gerichtet werden kann. Drücken wird von vielen als Wegdrücken erlebt, Ziehen oft als Zerren. Druck und Gezogen-Werden wird oft mit Gewalt gleichgesetzt.

Wenn ein Säugling gehalten wird, drückt die Mutter oder eine andere Bezugsperson den Säugling an sich. Drücken und Gehaltenwerden gehören folglich zusammen. Viele Menschen suchen Halt und Gehaltenwerden im Sinne von Geborgenheit und Sicherheit, andere erleben Gehaltenwerden als Beengung und Gewalt. Wie bei allen Leibbewegungen ist das Erleben auch des Drückens individuell, unterliegt unterschiedlichen Wahrnehmungen, Erlebnisweisen und Bewertungen.

Viele Flüchtlinge mit traumatischen Erfahrungen wurden unterdrückt, fühlen sich von der Schwere der Erfahrungen erdrückt und stehen unter dem permanenten Druck, sich hier in der neuen Umgebung zurechtfinden zu müssen, obwohl sie sich in sich selber kaum noch zurechtfinden. Eines unserer Motti heißt: »Gegen Druck hilft Drücken.« Nun können Sie nicht einfach wildfremde Menschen an sich drücken, aber Sie können Menschen, die Ihnen vertrauen und denen Sie vertrauen, anbieten, sich spielerisch mit Ihnen zu drücken. Die einfachste und akzeptierteste Form des Drückens ist der Händedruck, ein Ritual der Begegnung, das jeweils viel ausdrückt und spüren lässt, *wie* die Begegnung zwischen zwei Menschen ist.

Ein Beispiel aus der Arbeit mit Kindern:

In einer Gruppe im Nachmittagsunterricht mit zahlreichen Flüchtlings- und »einheimischen« Kindern spielen die Kinder sehr gerne »Drücken«. Jeweils zwei tun sich zusammen, strecken die Hände aus und drücken sich gegenseitig durch den Raum. Dabei gibt es klare Regeln: Niemandem darf wehgetan werden und niemand darf

ins Leere fallen. Alle passen aufeinander auf, damit nichts Schlimmes passiert. Es geht nicht um Sieg oder Niederlage. Die Kinder spielen das Drücken so gerne, weil sie sich und ihre Kraft dabei spüren und die anderen spüren, weil sie eine andere Qualität des Kontaktes und der Begegnung mit den anderen wahrnehmen und ausüben können, als nur im üblichen verbalen Kontakt. Besonders beliebt ist, wenn das Drücken noch mit Tönen ergänzt wird. Die Kinder rufen »Apfelmuuuuuuuuus« und bei »u« drücken sie gegeneinander. Durch das Tönen wird das Drücken noch kraftvoller und lebendiger. Eine Atmosphäre der Stärke und des lebendigen Kontaktes füllt den Raum.
Ein afrikanisches Mädchen kommt neu in die Gruppe, Azmera. Sie zeigt offensichtlich großes Interesse am Drücken der anderen, aber traut sich nicht, selbst mitzumachen. Sie lässt sich von niemandem berühren. Da hat die Lehrerin die Idee, ein Kissen zu nehmen und dieses Kissen zwischen Azmera und ein anderes Mädchen zu halten. Beide drücken gegeneinander, aber berühren sich nicht direkt, sondern nur über das Kissen. Das Kissen ermöglicht Abstand und vermittelt zugleich Nähe. So kann auch Azmera mitmachen. Erst vorsichtig und behutsam, dann immer kraftvoller und lebendiger.

Lehnen

In der Intensität, mit der Säuglinge sich normalerweise anlehnen, wie sie alle Muskelgruppen entspannen und lösen und sich z. B. in den Arm der Mutter schmiegen, können dies

Erwachsene später kaum noch. Das Lehnen ist die früheste Form des Körperkontaktes, intim und innig. Vielen Erwachsenen ist diese Primäre Leibbewegung verlorengegangen, vielen ist sie fremd, und gleichzeitig sehnen sie sich danach.

Was viele Menschen mehr als das Lehnen kennen, ist das Abgelehnt-Werden. Wer früh und andauernd abgelehnt wurde, kommt vielleicht zu der Überzeugung, nicht nur etwas falsch zu machen, sondern falsch zu sein. Wer sich an einen vertrauten Menschen anlehnen wollte und dabei ins Leere fiel, wird misstrauisch werden und sich vielleicht nie mehr getrauen, sich an andere Menschen anzulehnen.

Dass sich traumatisierte Flüchtlinge so an Sie lehnen, dass sie für einen Moment die Kontrolle abgeben, wird selten geschehen. Sich in diesem Sinne anzulehnen, bedarf eines großen Vertrauens, das über einen langen Zeitraum wachsen muss. Doch es gibt auch Formen des kleinen Anlehnens, die Sie wagen und anbieten können, um Menschen Erfahrungen zu ermöglichen, wenigstens ein klein wenig von der Anspannung und Anstrengung loszulassen. Zum Beispiel:

Sie strecken eine Hand aus mit der offenen Handfläche nach oben und bieten der anderen Person an, die eigene Hand ebenfalls mit der Handfläche nach oben in Ihre Hand zu legen. Diese kleine Begegnungsform erfordert kein großes Vertrauen, ermöglicht aber gegenseitig, die Qualität des Lehnens zu spüren. Nach einer Minute oder zwei, drei Minuten können Sie die Rollen wechseln. Sie werden wahrscheinlich merken, dass diese Art, sich aneinander anzulehnen, Sie beide gleichermaßen gerührt, beruhigt und entspannt und eine Brücke der Verständigung ohne Worte schafft.

Auf einen Blick

Nutzen Sie den »Tanz der Augen«! Schenken Sie der Bedeutung des »Augenblicks« Ihre Achtsamkeit! Suchen Sie gezielt nach Möglichkeiten des Augenkontaktes und begegnen Sie Menschen mit Ihren Blicken so wahrhaftig und respektvoll wie möglich!
Achten Sie auf den Klang der Stimme, Ihrer eigenen und dem der anderen! Auch wenn Sie die Worte nicht verstehen.
Be-greifen führt über das Greifen. Unterstützen Sie die Flüchtlinge, die das Greifen »verlernt« haben, wieder zuzugreifen.
Greifen Sie zu und seien Sie greifbar! Natürlich nur, wenn Sie und die Menschen, denen Sie begegnen, es wollen.
Gegen Druck hilft drücken. Spielerisch, ohne »unten« und »oben« und immer Wahlmöglichkeiten eröffnend.
Sich anzulehnen, entlastet und fördert Begegnung. Achten Sie auch das »kleine Anlehnen«!

Tridentität

Die Identität der traumatisierten Flüchtlinge ist beschädigt. Sie sind aufgrund ihrer Erfahrungen darin verunsichert, wer sie sind und was sie als Individuum ausmacht. Was Sie dazu tun können, traumatisierte Flüchtlinge in ihrer teilweise neuen Identitätsentwicklung zu unterstützen, wollen wir Ihnen hier vorstellen.

Zunächst einmal: Was bedeutet Identität? Der Wortstamm des Begriffes Identität enthält das Wort »idem« aus dem Lateinischen, welches »dasselbe« bedeutet. Die Identität eines Menschen wie zum Beispiel des Hermann Müller beinhaltet, dass dieser Mensch immer Hermann Müller ist, immer derselbe ist. Er kann von anderen Menschen als Hermann Müller »identifiziert« werden. Und er nimmt sich selbst als Hermann Müller wahr. Identität beinhaltet also die Eigenheit, die Einzigartigkeit, das Besondere eines Menschen.

Zur Identität eines Menschen gehört folglich, dass er sich in seiner Kontinuität erlebt. Das heißt auf Hermann Müller bezogen: Er ist jetzt, mit vielleicht vierzig Jahren, Hermann Müller und er identifiziert den kleinen fünfjährigen Jungen auf dem Foto als Hermann Müller, auch wenn dieser in vieler Hinsicht anders aussieht. Frisur, Größe, Gewicht haben sich verändert, ja die einzelnen Zellen sind abgestorben und neue entstanden – körperlich ist dieser Mensch ein anderer und doch erfährt und erlebt er sich als eine Einheit, als eine Identität in seinem Lebenskontinuum. Identität ist also nicht nur eine Frage der Fingerabdrücke und der genetischen Identifizierung, sondern eine des Erlebens.[26]

Das gilt umso mehr für einen weiteren Aspekt der Identität. Wenn ein Mensch wie Hermann Müller eine »Identitätskrise« im Sinne eines »Identitätsverlustes« durchlebt, weiß er zwar, dass er Hermann Müller. Aber er weiß nicht mehr, was er will und was in seinem Leben Sinn macht. Er zweifelt an seinen Grundüberzeugungen. Identität beinhaltet folglich auch das »System der zentralen Werte und Überzeugungen« (Henning[27]). Die Identität gerät also in Gefahr oder in eine Krise, wenn ein Mensch eine Verunsicherung zentraler Werte und Vorstellungen erfährt. Dass sie als Befinden der Stimmigkeit Schwankungen unterworfen ist, ist selbstverständlicher Teil des menschlichen Entwicklungsprozesses.

Bei Flüchtlingen und insbesondere bei traumatisierten Flüchtlingen ist die Identität sehr gefährdet. Sie wissen selbstverständlich, wer sie sind und haben ein Gefühl für die Kontinuität ihres Erlebens, doch auch das ist großen Belastungen unterworfen. Zu den Belastungen zählen die traumatischen Erfahrungen, aber auch der Verlust der Heimat und die große Neuorientierungsschwierigkeit im neuen Land. Das »System der zentralen Werte und Überzeugungen« wird durch diese Erfahrungen und die neuen Einflüsse zumeist gefährdet, zumindest aber belastet. Um »wieder« im »Reinen mit sich« zu werden oder »in sich zu wohnen« bedarf es einer neuen Orientierung in der Identitätsentwicklung. Ein Trauma ist eine Krise, die Flucht ebenfalls, und beides zusammen produziert Identitätskrisen.

Damit die traumatisierten Flüchtlinge ihre Identität entwickeln und Identitätskrisen überwinden können, brauchen sie andere Menschen. Wir alle können unsere Identität nicht nur aus uns heraus entwickeln. Sie entfaltet sich in der Begegnung mit anderen Menschen. Doch nicht jede Begegnung, nicht jede soziale Interaktion ist identitätsbildend. Wir brauchen deshalb ein Modell, das die besonderen identitätsbildenden beziehungsweise -schwächenden Qualitäten von Begegnungen beschreibt. Dieses Modell haben wir in den 1990er-Jahren entwickelt und seitdem in der Therapie wie in pädagogischen und sozialpädagogischen oder pflegerischen Arbeitsfeldern erprobt. Wir nennen es Tridentitätsmodell.[28] Der Begriff Tridentität ist zusammengesetzt aus dem Lateinischen »tri« für drei und »Identität« und meint, dass jeder Mensch andere Menschen für seine Identitätsentwicklung braucht, die drei Qualitäten von Beziehungen einbringen: die nährende, die spiegelnde und die des Gegenübers.

Nahrung

Menschen brauchen andere, die für sie nährend sind. Nährend ist einerseits die körperliche Nahrung, die Säuglinge und Kinder von anderen bekommen. Nährend ist aber auch, andere Menschen zum Anschauen und Anfassen zu haben. Nährend ist es, verschiedene Gegenstände berühren zu dürfen. Nährend wirkt es auch, von anderen Menschen geliebt zu werden und überhaupt die Gefühle anderer Menschen wahrnehmen zu dürfen. Nährend sind Kultur, Musik und Literatur, Gedanken und Farben. Nährend kann auch das Erleben von Natur sein und vieles andere mehr. Menschen brauchen, dass andere Menschen Nährendes auf dem Boden des Wohlwollens und des Respekts und vor allem der Freiwilligkeit anbieten. Wenn erzwungen wird, welche Nahrung wie zu sich genommen werden muss, ist das genauso gefährlich und Leid schaffend wie Nahrungsmangel.

Viele Flüchtlinge haben während ihrer Flucht buchstäblich gehungert, vor allem aber Schreckliches erlebt. Sie haben, um bei dem Bild zu bleiben, giftige Nahrung zu sich genommen. Nun brauchen sie »gute Nahrung«. Sie brauchen, dass sich andere Menschen für sie interessieren und mit ihnen Begegnung suchen. Sie brauchen, dass sie respektiert werden. Und viele traumatisierte Flüchtlinge brauchen, dass ihr Hunger nach Wissen und Orientierung in der neuen Welt gestillt wird. Auch Wissen nährt. Informationen nähren. Und Sie können so mit Interesse, Kontaktaufnahme und Wissensvermittlung, mit guter Nahrung dazu beitragen, dass sich die Identität der traumatisierten Flüchtlinge wieder entwickeln kann.

Spiegel

Menschen brauchen immer auch andere, die sie spiegeln, damit sie sich selbst sehen und wahrnehmen. Spiegeln ist, wenn die Eltern wiederholen, was das Kind sagt, als Zeichen, dass sie es gehört haben. Spiegeln in der Ich-Du-Begegnung besteht auch darin, wenn das Lachen ein Echo findet, wenn sich das Lachen eines Menschen in den Augen des anderen wiederfindet. Wenn uns gesagt wird, wie wir aussehen und wie wir uns verhalten, dann ist das eine Spiegelung. Jedes Teilen eines Gefühls, jedes wahrhaftige Feedback ist ein Spiegeln und damit eine Unterstützung der Identitätsentwicklung.

Wenn Menschen zu wenig gespiegelt werden, ist dies störend und schafft Leid. Und ebenfalls eine sehr Leid schaffende Wirkung hat das »Zerrspiegeln«. Darin werden Menschen nicht so gesehen, wie sie sind, sondern nur unter dem Raster gespiegelt, wie sie zu sein haben. Auch dem begegnen wir häufig bei Flüchtlingen. Nur ihre Schwächen und Unsicherheiten werden gesehen, nur das Anderssein, aber nicht das Gemeinsame, nicht die Stärken, nicht die Lebendigkeit.

Da die meisten traumatisierten Flüchtlinge sehr verunsichert in ihrer Identität sind, bedürfen sie besonders unserer wohlwollenden, wahrhaftigen und sehr persönlichen Spiegelungen. Dies ist oft sehr schwierig, weil diese Art von Spiegelung meist der Sprache bedarf. Ein wahrhaftiges Feedback zu geben, braucht eigentlich differenzierende Worte. Aber dennoch: Auch das wortlose Spiegeln hat Gewicht und Wirkung. Wenn Sie zum Beispiel anderen Menschen in die Augen schauen und diese Menschen sich in Ihren Augen wiederfinden, dann hat dies auch eine identitätsfördernde spiegelnde Qualität.

Gegenüber

Wir Menschen brauchen zur Identitätsentwicklung andere, die für uns die Bedeutung eines Gegenübers haben. Ein Gegenüber in diesem Sinne ist jemand, der anders ist und selbstverständlich anders sein will, ein Mensch mit eigenen Maßstäben und Werten, an dem man sich reiben kann, ein Mensch, der Grenzen setzt, eine eigene Persönlichkeit mit Ecken und Kanten. Viele Flüchtlinge, insbesondere traumatisierte Flüchtlinge, haben ein vernichtendes oder zerstörendes Gegenüber erlebt, andere Menschen, die sie erniedrigt haben, die gewaltsam Grenzen gesetzt haben oder Grenzen nicht akzeptiert haben. Umso wichtiger ist es, dass die traumatisierten Flüchtlinge mit Ihnen neue Erfahrungen eines Gegenübers machen können, eines Gegenübers, das Anderssein akzeptiert und auch Grenzen würdigt.

Seien Sie diesen Flüchtlingen, auch den traumatisierten, ein wohlwollendes und wahrhaftiges Gegenüber. Wenn Sie anders denken oder anders fühlen, dann zeigen Sie dies, immer verbunden mit der Haltung, dass auch andere Gefühle und Gedanken bei Flüchtlingen möglich sein dürfen. Und reiben Sie sich um Werte, reiben Sie sich um Verhaltensweisen, reiben Sie sich um das, was richtig und was falsch ist. Reibung kann Wärme erschaffen, wenn sie respektierend und wohlwollend ist.

Alle drei Aspekte der Identitätsentwicklung sind wichtig und können dazu beitragen, die Identitätskrisen und Identitätsverunsicherungen traumatisierter Flüchtlinge zu bewältigen. Manchmal brauchen Menschen vor allem Nahrung, manchmal eher Gegenüber oder Sie als Spiegel. Sie werden weder alle drei Aspekte gleichzeitig und in gleichem Maße leben und verkörpern können, noch werden Sie die drei Aspekte im Alltag »sauber« trennen können oder müssen. Doch wir hoffen, dass diese Aspekte des Nährens, Spiegelns und Gegenüberseins eine Hilfe sein können, mit der Sie die Begegnungen mit traumatisierten Flüchtlingen betrachten und identitätsfördernd gestalten können.

Auf einen Blick

Fragen Sie sich: Wie »nähren« Sie die Flüchtlinge, die Sie begleiten? Und welche Nahrung brauchen Sie?

Überlegen Sie: Worin sind Sie den Flüchtlingen Spiegel? Wie spiegeln Sie? Und wer spiegelt Sie?

Beobachten Sie, worin und wie Sie den Flüchtlingen ein Gegenüber sind! Wie reiben Sie sich an deren Verhalten, Vorstellungen usw.? Wie gehen Sie mit Anders-Sein um?

Unterscheiden Sie zwischen einer respektierenden und einer entwürdigenden Reibung! Und entscheiden Sie sich für eine Auseinandersetzung, die gegenseitigen Respekt einfordert!

Das große UND

Viele Menschen sehnen sich nach einfachen Lösungen. Wir manchmal auch. Wie schön wäre es, wenn es für jedes Problem ein Rezeptbuch gäbe, an dem wir uns unter dem Motto orientieren könnten: »Man nehme dies und bewirke jenes.« Doch die scheinbar einfachen Lösungen sind unseres Erachtens gefährlich. Sie verkleistern die Wirklichkeit.

Dass die Wirklichkeit und auch die Lebenswelt der Flüchtlinge und die Flüchtlingshilfe voller Widersprüche stecken, darauf haben wir schon mehrmals hingewiesen. Wir müssen die Komplexität und die Widersprüchlichkeit akzeptieren und mit ihnen leben. Nur dann schaffen wir Begegnungen mit traumatisierten Flüchtlingen, die ihnen gerecht werden. Es gibt weder »die« Flüchtlinge noch »die« Traumatisierten, genauso wenig wie es »die« Deutschen oder »die« Einheimischen gibt. Wir sind individuelle Menschen mit unterschiedlichen Erfahrungen, unterschiedlichem Erleben, unterschiedlichem Verhalten.

Zu diesem Thema gehört auch, dass Widersprüchlichkeiten in und zwischen den Menschen anerkannt werden. Sie sind, wenn Sie dieses Buch bis hierhin gelesen haben, schon vielen solcher Widersprüchlichkeiten begegnet, und wir empfehlen sehr oft, beide Seiten eines solchen Widerspruchs zu akzeptieren und mit einem UND zu verbinden.

Das gilt für Flüchtlinge, die Menschen sind wie wir, UND andere Erfahrungen, biographische und kulturelle Hintergründe mitbringen. Viele Flüchtlinge sind froh, hier zu sein, UND sie sehnen sich auch nach ihrer Heimat. Wir finden solche Widersprüchlichkeiten auch bei den helfenden ehrenamtlichen wie professionellen Helfer/innen. Viele Helfende sind sehr engagiert UND gleichzeitig erschöpft. Sie mögen viele der Flüchtlinge, UND sie ärgern sich über manche ihrer Verhaltensweisen. Sie vertrauen den Flüchtlingen, die sie kennen, UND sie haben manchmal Angst vor der schlummernden oder ausbrechenden Aggressivität.

Auch Sie sind widersprüchlich und es tut gut, nicht zu versuchen, stromlinienförmig und einseitig nur zu leben und zu erleben. Akzeptieren Sie Ihre Widersprüche und leben Sie sie. Auch die Beziehungen zu den Flüchtlingen werden durch traumatische Erfahrungen beeinflusst und schaffen neue Widersprüchlichkeiten oder vertiefen vorhandene. Viele traumatisierte Flüchtlinge werden Ihnen gegenüber Dankbarkeit zeigen UND gleichzeitig misstrauisch sein. Darauf haben wir hingewiesen. Und ebenso darauf, dass traumatisierte Flüchtlinge in Ihnen in der direkten Begegnung die Person sehen, die Sie sind, UND Sie gleichzeitig durch Trigger und anderes manchmal als Projektionsfläche für traumatischen Schrecken dienen. Auch da darf und sollte Ihre Reaktion widersprüchlich sein und mit einem großen UND verbunden werden: Ich bin eine konkrete Person, die Sie unterstützt, und keine Bedrohung, UND ich kann verstehen, dass Sie misstrauisch sind und dass Sie manchmal in mir einen möglichen Feind oder Täter sehen.

Auch wenn wir in diesem Buch oft über die Leiden traumatisierter Flüchtlinge schreiben und Wege vorschlagen, wie mit dem Leiden umgegangen werden kann und sollte, so ist es uns auch wichtig, zu betonen, dass die traumatisierten Flüchtlinge nicht nur Opfer sind, sondern auch kraftvoll sind und auch über Fähigkeiten verfügen. In ihrer Vielfältigkeit müssen sie gesehen und geachtet werden, auch hier gilt das »Würdigen, was ist«. Werden die Menschen nur auf einen Aspekt reduziert, werden wir ihnen nicht gerecht.

Wenn wir betonen, dass widersprüchliche Seiten mit einem UND verbunden werden sollten und können, so reden wir damit von »vereinbaren Gegensätzen«. Es gilt aber nicht für unvereinbare Gegensätze. Hier gibt es kein UND, sondern ein Entweder-Oder. Unvereinbar und nicht mit einem UND zu verbinden sind alle Verhaltensweisen, die den vier Monstern der Entwürdigung entspringen: der Gewalt, der Beschämung, der Erniedrigung und dem ins Leere-gehen-Lassen. Als unvereinbar widersprüchlich werten wir, wenn Menschen

Flüchtlingslager anzünden oder Flüchtlinge verprügeln oder bedrohen. Unvereinbar ist auch Gewaltausübung von Flüchtlingen gegen Flüchtlinge oder Einheimische oder wenn sich ein Flüchtling mit den erhaltenen Hilfsmitteln lieber ein teures Smartphone zulegt, statt seine Familie zu unterstützen. So sehr wir betonen, dass vereinbare Gegensätze mit einem UND verbunden werden müssen, so klar und eindeutig ist unsere Haltung gegenüber dem, wo es nur ein Entweder-Oder gibt und geben darf. Die Trennlinie ist die Würde der Menschen.

Auf einen Blick

Akzeptieren Sie die Widersprüchlichkeit des Lebens und Verhaltens!

Nehmen Sie die Haltung des großen UND ein – vieles kann nebeneinander stehen. Das zu akzeptieren, erleichtert.

Stellen Sie für sich fest, bei welchen Widersprüchen es für Sie kein UND, sondern nur eine Parteilichkeit für die eine oder die andere Seite geben kann.

Mit Krisen umgehen

Jeder, der traumatisierten Menschen hilft, gerät in Situationen, die er oder sie als Krise erlebt. Vor allem drei Arten von Krisen sind uns in der Flüchtlingshilfe begegnet.

Die erste besteht darin, dass die Organisation nicht klappt oder gar zusammenbricht. Die Abstimmung von Hilfsdiensten und Behörden funktioniert nicht, plötzlich kommen mehr Flüchtlinge als angekündigt und als Unterbringungsmöglichkeiten vorhanden sind, Kooperationspartner stellen sich gegenüber Anfragen taub ... Manchmal ist es zum Verzweifeln.

Nach unseren Erfahrungen hat sich hier die Haltung bewährt: kühler Kopf und heiße Stimme. Einen kühlen Kopf zu bewahren ist notwendig, auch wenn das Herz vielleicht zum Weglaufen rät oder zum Schreikrampf drängt. Mit kühlem Kopf und Beharrlichkeit fallen den meisten Helfer/innen unglaubliche Lösungen ein, meistern sie in bewundernswerter Weise unlösbar scheinende Probleme. Doch die »heiße Stimme« ist auch notwendig. Erheben Sie Ihre Stimme, lassen Sie auch Ihren Zorn deutlich werden – denn sonst ändert sich nichts. Wer ständig nur die Probleme löst, die andere hervorrufen, verändert nicht die Ursachen, sondern bestärkt die Problemverursacher darin, dass »ja immer alles gut geht«.

Das zweite große Krisenfeld ist die Überlastung der Helfenden. Wenn Sie zusammenzubrechen drohen, brauchen Sie Hilfe, Pausen, Unterstützung. So ehrenwert es ist, dass Sie teilweise über Ihre Grenzen hinaus andere Menschen in Not unterstützen wollen, so notwendig (= die Not wendend) ist es, auch auf Ihre Grenzen zu achten. Wenn Sie in einer Krise zusammenbrechen, ist niemandem geholfen, auch den Flüchtlingen nicht. Deshalb achten Sie auf die Signale, die einer persönlichen Krise vorher gehen, z. B. auf Schlaflosigkeit oder Herzschmerzen, Verbitterung oder extreme Gereiztheit. Welches Ihre persönlichen Vorwarnsignale vor einer Krise sind, können nur Sie wissen.

Und schließlich können traumatisierte Flüchtlinge in eine Krise geraten. Manche brechen einfach zusammen, aus Erschöpfung und Überforderung. Zumeist äußert sich die Krise darin, dass das Erleben traumatischer Erfahrungen wieder aktuell wird und die Menschen ergreift. Die Anzeichen haben wir in ihrem unterschiedlichen Spektrum beschrieben. Vorherrschend sind Erstarren, extreme Unruhe, Fluchttendenzen, Aggressivität, Angst- und Panikattacken.

Wir haben mehrmals darauf hingewiesen, dass solche Krisen nie auszuschließen und zu vermeiden sind. Wenn Sie dazu beitragen, dass traumatisierte Flüchtlinge Sicherheit erfahren, Begegnungsmöglichkeiten haben und Erfahrungen von Wirksamkeit machen können, reduzieren Sie die Wahrscheinlichkeit solcher Krisen. Ganz ausschließen können Sie sie nie.

Wenn solche traumatogenen Krisen ausbrechen, gelten folgende Regeln:

1. Lassen Sie die Menschen möglichst nicht allein. Die meisten traumatisierten Menschen reagieren unserer Erfahrung nach in einer Krise in der direkten Begegnung mit Erstarren oder heftiger Unruhe sowie Angstattacken.
2. Wenn Sie sich bedroht fühlen und Angst bekommen, weil jemand aggressiv wird und sich nicht beruhigen lässt, laufen Sie weg und holen Sie Hilfe!
3. Reden Sie mit den Menschen, egal ob Sie sprachlich verstanden werden. Der Klang Ihrer Stimme und Ihre Zuwendung zählen.
4. Beruhigen Sie, soweit wie möglich: ruhige Stimme, ruhige Bewegungen.
5. Sagen und zeigen Sie den Menschen: »Sie sind nicht allein. Ich passe auf Sie auf.«
6. Trösten Sie!
7. Lassen Sie sich und dem Gegenüber Zeit.
8. Holen Sie sich, wenn nötig, von anderen Unterstützung!

Auf alle Elemente, die wir hier noch einmal zusammenfassend aufführen, sind wir schon eingegangen. Unsere Erfahrungen zeigen, dass Sie Krisen, die oft als »Retraumatisierungen« bezeichnet werden, dadurch bewältigen können, ohne Traumatherapeut/in oder Traumaexpert/in zu sein. Wenn sich solche Krisen mehrmals wiederholen und Sie sich überfordert fühlen, bemühen Sie sich darum, traumatherapeutische Hilfen zu vermitteln.

Auf einen Blick

Bei einer Krise, die durch Arbeitsbedingungen und -strukturen ausgelöst wurde, bewahren Sie »kühlen Kopf« und erheben Sie Ihre »heiße Stimme«!

Bei einer persönlichen Krise achten Sie auf die Vorwarnsignale und lassen Sie sich helfen!

Bei einer Krise eines Flüchtlings lassen Sie ihn oder sie möglichst nicht allein, sondern bieten Sie sich über Ihre Stimme, Ihre Ruhe, Ihr Da-Sein als Halt und Anker an!

Kapitel 8
Wenn Worte allein nicht reichen

Begegnungen über Kreativität

Wir haben es in diesem Buch oft genug erwähnt und müssen es dennoch an dieser Stelle wiederholen, dass traumatische Erfahrungen verstören und erniedrigen, dass sie nicht nur das Denken beeinflussen, sondern auch das Fühlen, den Körper, das gesamte leibliche Verhalten und Befinden, dass sie den ganzen erlebenden Menschen ergreifen können. Traumafolgen gehen über Worte hinaus, und so reichen Worte allein oft nicht, um sie zu lindern oder zu beseitigen. Nicht nur weil wir (die Autorin und der Autor) kreative Therapeuten sind, sind wir der festen Überzeugung, dass kreativer Ausdruck und Begegnung über Medien der Musik, des Tanzes und der künstlerischen Gestaltung für Flüchtlinge und andere traumatisierte Menschen Wege der Heilung eröffnen. Wir wissen aus eigenen Erfahrungen und denen vieler anderer Kolleginnen und Kollegen, dass traumatherapeutische Unterstützung möglich ist, auch ohne die Hilfe von Dolmetschern, auch ohne dass die traumatisierten Menschen erst jahrelang die deutsche Sprache erlernen müssen, bevor ihnen therapeutische Hilfe zugutekommen kann. Kreative Therapien für traumatisierte Flüchtlinge haben sich bewährt in Flüchtlingslagern im Irak wie im Kosovo und in all den vielen Orten in Deutschland und Österreich, an denen sich Flüchtlinge aufhalten.

Doch nicht nur um das Angebot von Therapie geht es uns hier. Es geht uns auch um Angebote, die dabei unterstützen, dass sich Traumafolgen nicht verfestigen, also um Vorbeugung, um Prophylaxe. Es geht uns grundsätzlich darum, dass Menschen gestärkt und unterstützt werden. Es geht auch um kreative Begegnungen im Alltag und in der pädagogischen und sozialpädagogischen Begleitung von Flüchtlingen. Dazu ermutigen wir Sie und stellen Ihnen im nächsten Kapitel einige Beispiele vor.

Hier wollen wir zuerst einmal der Frage nachgehen, warum kreative Angebote und Zugänge für Menschen mit traumatischen Erfahrungen so wichtig sind und dies besonders für traumatisierte Flüchtlinge gilt. Mit kreativen Zugängen meinen wir nicht »Malen nach Zahlen« oder andere offene kreative Methoden oder Techniken. Um sich im Singen oder auf einem einfachen Instrument auszudrücken, braucht man keine Noten zu kennen. Um zu tanzen oder zu malen, braucht es keine künstlerische Ausbildung. Mit kreativem und künstlerischem Ausdruck meinen wir vor allem, dass Menschen das ausdrücken, was in ihnen, in ihrem Erleben steckt, seien es Farben und Formen, seien es alte Volkstänze oder Lieder der Heimat, seien es spontane Bewegungen und Gestaltungen. Mit kreativer Begegnung meinen wir, dass sich Menschen im Ausdruck begegnen, indem sie gemeinsam tanzen, musizieren, malen oder anderweitig etwas gestalten.

Wir haben die Eigenschaften, die kreativen Ausdruck und Begegnung sinnvoll und wirksam machen, »sieben guten Feen« zugeordnet:

Die erste Fee ist die *Fee der Wahrhaftigkeit*. Wir haben beschrieben, wie sich traumatischer Schrecken in leiblichen Erinnerungen festsetzt, während der Hippocampus und andere für die kognitiven Erinnerungen zuständigen Bereiche des Gehirns gleichsam in den Sparmodus gesetzt werden. Kreativer Ausdruck ermöglicht, dass ausgedrückt wird, was ist, dass gewürdigt wird, was ist, dass sichtbar, hörbar, spürbar wird, was in den Menschen steckt, Positives wie Negatives, Schrecken wie Zuversicht, Angst wie Mut und Sehnsucht. Die Fee der Wahrhaftigkeit wacht über Vielfältigkeit und Wahrhaftigkeit.

Die zweite Fee ist die *Fee der abflauenden Erregung*. Sie wissen, dass mit traumatischen Erfahrungen Hocherregung verbunden ist, eine Erregung, die in den Menschen feststeckt und sich oft in einer Kombination von innerer Erregung und äußerlicher Erstarrung wiederfindet und chronifiziert. Kreative Begegnung und kreativer Ausdruck können der Erregung den Weg von innen nach außen ermöglichen und dadurch die Erregung abbauen helfen, durch tänzerische Bewegungen, durch Musizieren und Malen oder die Gestaltung von Objekten. Die Fee der abflauenden Erregung ist unermüdliche, geduldige und zugewandte Wegbegleiterin der Erregung.

Die dritte Fee ist die *Fee des unzerstörbaren Kerns*. Menschen, die traumatisierende Gewalt erfahren haben, mussten erleben, dass ihre schützenden Grenzen überschritten wurden. Doch sie haben überlebt. Ihr unzerstörbarer Kern, den sie in sich spüren können, wurde von den Tätern und Täterinnen vielleicht bedroht oder beschädigt, aber nicht zerstört. In der kreativen Arbeit wird dieser unzerstörbare Kern wieder lebendig. Mit jeder Entscheidung, welche Farbe eine Person wählt, welche Bewegung eine Person ausführt oder welchen Klang sie entstehen lässt. Die Fee des unzerstörbaren Kerns bringt alle Zuversicht mit, dass er existiert, auch wenn er sich gerade versteckt haben sollte.

Die vierte Fee ist die *Fee des Aufrichtens in Würde*. Traumatische Erfahrungen sind Erfahrungen der Erniedrigung, körperliche, aber auch seelische und soziale. Zum Beispiel im »Tanz des Aufrichtens« können traumatisierte Flüchtlinge den Weg des Aufrichtens finden, körperlich und gleichzeitig im übertragenen Sinn. Wenn die Fee des Aufrichtens in Würde z.B. einen traumatisierten Flüchtling dazu anregt, ein großes Bild mit einem Spachtel auf einem großen Blatt entstehen zu lassen, das in Lebensgröße an einer Wand hängt, zeigt sich darin, wie sich diese Person mit dem, was sie schafft, aufrichtet.

Die fünfte Fee ist die *Fee der Wirksamkeit*. Traumatische Erfahrungen schaffen Ohnmacht und Hilflosigkeit. Wie bereits erwähnt, ist die Situation vieler Flüchtlinge in Deutschland durch Wirkungslosigkeit und Abhängigkeit von anderen gekennzeichnet. Kreatives Tun beinhaltet: »Ich bewirke etwas. Ich lasse etwas auf dem leeren Blatt Papier entstehen. Ich schaffe eine Figur aus Zeitungspapier. Ich schaffe Bewegungen und tanze. Ich singe und musiziere – ich wirke.« Die Fee der Wirksamkeit achtet darauf, dass diese Wirksamkeit nicht nur die Objekte oder Sinnesäußerungen betrifft, sondern dass sie ansteckende Wirkung auf andere Menschen hat, die zuhören und zuschauen.

Die sechste Fee ist die *Fee der respektierenden Begegnung*. Ihr reicht es nicht, dass traumatisierte Flüchtlinge tanzen, malen, musizieren, sondern legt Wert darauf, dass andere Menschen mitmachen, auch die Helfenden und Anleitenden. Sie befördert selbstbewusst die Begegnung zwischen allen Beteiligten. Sie sorgt so für Möglichkeiten des Kontaktes im geschützten Raum des kreativen Austausches. Und schließlich die siebte Fee. Sie ist die *Fee der Verständi-*

gung ohne Worte. Immer wieder stolpert sie über die Auffassung, dass Sprachbarrieren eine Verständigung zwischen Flüchtlingen und Helfenden verhindern würden. Doch diese Auffassung akzeptiert diese Fee nicht. Sie weiß, dass über das gemeinsame Malen und Tanzen und Musizieren eine Verständigung ohne Worte gelingen kann. Sie weiß, dass dadurch auch ein Boden geschaffen werden kann, der Worte »wie nebenbei« ermöglicht und so auch den sprachlichen Kontakt fördert.

Praxisbeispiele

Viele Beispiele gibt es, wie kreative Aktivitäten Begegnungen zwischen Deutschen, früheren Einwanderern/innen und aktuellen Flüchtlingen ermöglichen und über das Wort hinaus Verständigung und Unterstützung insbesondere für traumatisierte Flüchtlinge schaffen. Die folgenden Beispiele sollen anregen. Weitere Informationen und Beispiele finden Sie auf der Webseite www.flucht-und-trauma.de.

Weltkriegsflüchtlinge begegnen aktuellen Flüchtlingen

In Monheim im Rheinland wurde die Ausstellung »Trost 45« eröffnet. Bewohner/innen eines Altenheims nahmen teil und erzählten davon, was sie als Flüchtlinge und Vertriebene um 1945 herum erlebt hatten und wie sehr sie Trost gebraucht hätten. Die Ausstellung wurde von dem Institut für Soziale Innovationen im Rahmen des Projektes »Alter und Trauma« organisiert. Teil dieses Projektes waren auch Wertschätzungsgruppen, die in Monheim für kriegstraumatisierte alte Menschen angeboten wurden. Auf der Veranstaltung erzählte ein Journalist, dass er aktuelle Flüchtlinge aus Syrien unterstütze. Einige alte Menschen meinten: »Denen geht es jetzt so wie uns früher. Die sind schlimm dran.« Die alten Menschen sagten der Gruppenleiterin, dass sie die neuen Flüchtlinge einladen wollten, um mit ihnen zu reden.

Gesagt getan. An einem Freitag wollte man sich um 14:00 Uhr zu einem Kaffee treffen. Drei junge Flüchtlinge aus Syrien besuchten die alten Vertriebenen. Der Austausch war so lebendig, dass man nach vier Stunden beschloss, Pizza zu bestellen, und sich vor allem darauf verständigte, sich wiederzutreffen. Daraus entstand eine Gruppe von rund 30 Menschen, alten wie jungen, deutschen Vertriebenen und Flüchtlingen des Zweiten Weltkrieges wie aktuellen Flüchtlingen aus dem Nahen Osten. Man unterhielt sich und daraus entstand die Idee, gemeinsam Musik zu machen, vor allem zu singen. Seitdem trifft sich die Gruppe regelmäßig und singt deutsche und arabische Lieder.

Als die Pegida in Monheim zu einer Demonstration gegen die Flüchtlinge bzw. gegen die Willkommenspolitik aufrief, beschlossen die alten Leute, ihre neuen Freundinnen und Freunde zu unterstützen. Die gesamte Gruppe begab sich zur Gegendemonstration, auch im Rollstuhl, auch mit Rollator.

Multikulti-Trommeln

Ein Ehepaar trommelte gern. Es sammelte etliche Trommeln und lud Flüchtlinge ein, mit ihnen gemeinsam zu trommeln. Sie kamen. »Oft entsteht mehr Krach als wunderbare

Klänge, dann gelingt wieder ein gut anzuhörendes Zusammenspiel. Doch auf das musikalische Ergebnis kommt es nicht an. Es geht darum, dass wir gemeinsam etwas tun, dass wir uns darüber verstehen, wenigstens ein bisschen mehr als sonst.«, sagte die Initiatorin.

Erstkontakt: Namensbild

Zwei neue Mitarbeiterinnen haben ihren ersten Arbeitstag in einer Einrichtung für unbegleitete minderjährige Flüchtlinge. 20 männliche, meist arabische Jugendliche, die kein Wort Deutsch sprechen, erwarten sie. Sie selbst können kein Wort Arabisch. Die Mitarbeiterinnen sind aufgeregt. Sie wissen nicht, wie sie sich verständigen sollen, ob sie die Jugendlichen überhaupt erreichen. Sie entscheiden sich, große Blätter und Farbstifte mitzunehmen und den Jugendlichen ein Namensbild anzubieten. Das kennen sie aus ihrer kreativtherapeutischen Ausbildung.

Über Zeichensprache und englische Satzfetzen wird allen deutlich, dass es im ersten Schritt darum geht, den eigenen Namen auf ein großes Blatt Papier zu schreiben. Die Verständigung über den zweiten Schritt, um diesen Namen herum und aus diesem Namen heraus ein Bild zu malen, wird dann schon schwieriger. Doch dadurch, dass die beiden Mitarbeiterinnen nun selbst ihren eigenen Namen auf das Papier zu schreiben beginnen und daraus ihr Namensbild gestalten, machen sie sich den anderen verständlich und ermutigen sie vorbildlich. Die Jugendlichen gehen mit Feuereifer nun daran, ihr Namensbild zu gestalten. Und dann gelingt ein Austausch, der alle Beteiligten überrascht. Die Anwesenden stellen in ihrer Muttersprache ihren Namen vor, erklären die Bedeutung des Wortes und stellen ihr Bild vor, mit lebhaften Gesten, viel Ernsthaftigkeit, Lachen und gegenseitigem Necken. Die Mitarbeiterinnen verstehen kein Wort der Jugendlichen, die Jugendlichen kein Wort der Mitarbeiterinnen, und scheinbar gibt es auch unter den Jugendlichen Sprachunterschiede und Verständigungsschwierigkeiten. Aber alle verstehen, was gemeint ist. Der gemeinsame Bezug auf das Namensbild ermöglicht Kontakt, Begegnung, Verständnis und – viel Leichtigkeit und Lebendigkeit! Der erste Schritt ist getan.

Das offene Atelier

Eine Kunsttherapeutin möchte helfen, sie weiß aber nicht wie. Sie besucht ein Flüchtlingslager und nimmt mit den dortigen Unterstützer/innen Kontakt auf. Sie beschließt, in einem ungenutzten Nebenraum ein kleines Atelier einzurichten. Mit Hilfe der Flüchtlinge wird der Raum frei geräumt und die Kunsttherapeutin stellt einen großen Tapetentisch in die Mitte des Raums und hängt an die Wände Spanplatten, die sie mit Papier beklebt. Dann bringt sie Ölkreiden, Pastellkreiden, Gouachefarben und andere Malutensilien sowie Pinsel, Spachtel und Ähnliches in den Raum. Sie hat diese Materialien durch Spenden von Kollegen und Kolleginnen sowie von Geschäften mit Kunstbedarf erhalten. (Als später die Gouachefarben ausgehen, geht sie zu einem Baumarkt und erhält vier Kisten Abtönfarben als Spende.) Nun öffnet sie den Raum und lädt ein zum Malen. Sie selbst gibt nichts vor. Weder Materialien, noch Themen, noch sonstiges. Entscheidend für das Gelingen ihrer Hilfe ist, dass sie selbst malt. Sie stellt sich vor eine Wand und beginnt, ein Bild zu malen. Die Kinder sind die ersten, die kommen und mitmachen. Später kommen dann Jugendliche hinzu. Sie malen und malen, Bilder des Schreckens entstehen ebenso wie Bilder der Sehnsucht, der Heimat, Selbstporträts und vieles andere mehr. Die Kunsttherapeutin unterstützt nur, wenn sie gefragt wird, z. B. indem sie Hinweise und Anregungen gibt, wie die unterschiedlichen Materialien gestalterisch genutzt werden können, und sie ermutigt dazu, die jeweiligen Bilder auch zu signieren. Die Wirkung ist eine dreifache: Die Flüchtlinge haben etwas zu tun, was die Zeit sinnvoll füllt. Die Flüchtlinge können das, was ihre Seele belastet und was sie sich wünschen, über den gestalterischen Ausdruck herausbringen und – last, but not least – sie sind stolz darauf, was sie geschaffen haben, sie lächeln einander zu.

Kapitel 9
Den Kindern eine Zukunft

Bislang haben wir Informationen und Hinweise für die Begleitung traumatisierter Flüchtlinge gegeben, unabhängig von deren Alter. Dabei sind wir mehrmals auch auf Kinder und ihre besonderen Bedürfnisse eingegangen. Hier wollen wir uns noch einmal in besonderer Weise traumatisierten Flüchtlingskindern widmen. Ihnen muss *jetzt* geholfen werden, damit sich die Folgen ihrer Traumatisierungen nicht verfestigen und chronifizieren, damit sie eine Zukunft haben, damit späterem Leid vorgebeugt wird.

Auf der Flucht geboren

Wir erzählen Ihnen die Geschichte von Zamira.

Zamira wurde im Westen der Türkei geboren, als ihre Eltern auf eine Gelegenheit warteten, mit einem Boot auf eine griechische Ägäis-Insel überzusetzen. Zu diesem Zeitpunkt waren sie schon fünf Monate unterwegs. Die Eltern stammten aus dem Iran, aus der Provinz Süd-Chorazan, die an der Grenz zu Afghanistan liegt. In dieser äußerst dünn besiedelten Provinz leben unterschiedliche Volksgruppen. Zamiras Eltern gehören zu einem Bevölkerungsteil, der usbekisch spricht und der im Rahmen der Konflikte im afghanisch-iranischen Grenzgebiet Verfolgungen ausgesetzt ist. Die Eltern waren zur Flucht gezwungen, weil sie um Leib und Leben fürchteten. Sie traten die Flucht an auch im Bewusstsein, dass Zamiras Mutter schwanger war. Sie wollten, dass das Kind in Frieden geboren wird und sie nicht um das Leben des Kindes und der ganzen Familie bangen mussten. Doch die Flucht dauerte länger als gedacht. Der Weg durch den Iran war schwierig und gefahrvoll. Beim Überschreiten der Grenze in die Türkei verbrauchten sie ihr erspartes Geld, um Fluchthelfer zu bezahlen. Die anschließende Reise durch die Türkei musste teilweise per Anhalter erfolgen. Die Familie musste mehrmals Pausen einlegen, um der erschöpften, nun hochschwangeren Mutter Erholungspausen zu gönnen.

Als die Familie schließlich an der Westküste der Türkei ankam, hatte Zamira im Mutterleib schon mehrere traumatische Belastungen miterleben müssen. Die andauernde Angst, die Anspannung, die wiederkehrende Gefährdung, ja die Todesangst hatte sie im Mutterleib spüren müssen. Dann die Geburt ohne Krankenhaus, ohne Hebamme, nur mit Unterstützung einer anderen Flüchtlingsfrau. Vier Wochen danach die Überfahrt mit einem Boot auf eine griechische Insel, dort ein Internierungslager und schließlich die weiteren Fluchtetappen, bis die Familie schließlich in Deutschland angekommen war.

Als Zamiras Familie die Grenze nach Deutschland bei Passau überquerte, war Zamira vier Monate alt. Ihr traumatischer Prozess hatte im Mutterleib begonnen und sich als Säugling in den ersten Lebensmonaten fortgesetzt. Sie war unruhig, schrie ununterbrochen, konnte nur wenig Nahrung zu sich nehmen. Die Mutter konnte nicht mehr stillen. Zu hoch waren die Belastungen der Flucht.

Diese Geschichte von Zamira ist nur eine von vielen. Während der Flucht werden Kinder geboren, und diese Kinder werden in den traumatischen Prozess hineingeboren. Wir wissen aus anderen Erfahrungen mit Menschen, die ein ähnliches Schicksal vor- oder frühgeburtlicher Traumata haben, dass sie spätere Traumafolgen nicht mehr oder nur noch selten mit diesen frühesten Erfahrungen in Verbindung bringen können. Wie denn auch?! Im Säuglingsalter und erst recht während der Schwangerschaft sind die Kinder nicht zu kognitiven Erinnerungen fähig. Doch Körper und Gefühle erinnern sich. Der Schrecken bleibt und äußert sich vor allem in Angstzuständen, körperlichem Schmerz und Überlastungsreaktionen.

Diese Kinder und deren Eltern sind oft dauerhaft extrem überfordert. Die vielen Schreckenserfahrungen während der Flucht und zusätzlich die Schwangerschaft ergeben zusammen ein Gemenge von Überforderungen, die eine Atmosphäre der Überlastung schaffen. Diese Kinder und ihre Familien brauchen schnellsten besonderen Schutz. Kinder, die während der Flucht geboren wurden, brauchen wie ihre Eltern bevorzugte Unterbringung, bevorzugten Schutz, bevorzugte Sicherheit. Und die Eltern brauchen Hilfe bei der Betreuung des Kindes. Sie brauchen Entlastung und sie brauchen Hinweise, was sie dem Kind Gutes tun können, um die Traumafolgen zu reduzieren. Hier darf es keine lange Wartezeiten geben. Unabhängig davon, wie der Stand des Asylverfahrens ist.

Auf einen Blick

Während der Flucht geborene Kinder sind ungefiltert und ungeschützt traumatisierenden Belastungen ausgesetzt. Deshalb brauchen sie Soforthilfe!

Sie brauchen Schutz und sofortige Belastungsreduzierung sowie oft professionelle Unterstützung. Das trifft auch auf die Eltern zu.

Alles mitbekommen

Wie schon am Beispiel Zamiras erwähnt, leiden Kinder nicht nur unter den eigenen traumatischen Erfahrungen, sie bekommen auch alles mit, was in der Umgebung geschieht. Kinder sind besonders empfänglich für Atmosphären – Atmosphären der Angst und der Kälte, des Schreckens und der Hilflosigkeit sickern in die Kinder ein, auch und gerade dann, wenn sie keine Worte dafür haben.

Kinder haben aus ihren ersten Lebensjahren keine bewussten Erinnerungen. Doch der Leib erinnert sich. Nicht immer an konkrete Ereignisse, sondern an Druck, Enge, Kälte, bedrohliche Atmosphären, Erregung ... Auch ältere Kinder sind sehr empfänglich für Atmosphären. Je jünger allerdings Kinder sind, desto mehr sind sie darauf angewiesen, über Atmosphären ihre Umgebung wahrzunehmen, weil sie Worte kaum verstehen und noch nicht fragen können. Das, was sie mitbekommen, dringt unerklärt und ungefiltert in sie ein und wird zur eigenen Angst, Unruhe und Not.

Wenn wir Kinder begleiten, die sich auf der Flucht im traumatischen Prozess befanden oder den traumatischen Prozess ihrer Angehörigen erfahren haben, müssen wir immer bedenken, dass diese Kinder offen waren für den traumatischen Schrecken. Einige Kinder sind vielleicht sehr widerstandsfähig und können sich in einer neuen und sicheren Umgebung gut erholen. Doch zumindest Reste des Schreckens bleiben in ihnen und können plötzlich hervorbrechen. Diese Kinder brauchen Schutz, Verständnis, Beruhigung und es bedarf in besonderer Weise einer Arbeit mit Atmosphären. Sie brauchen Sicherheit, Geborgenheit, Schutz, Wärme, Vertrautheit, insbesondere über Möglichkeiten kreativen Ausdrucks, worauf wir im vorigen Kapitel eingegangen sind, um sich von negativen und belastenden Atmosphären zu befreien und sich stärkenden Atmosphären zuzuwenden.

Djamil ist drei Jahre alt, Flüchtlingskind im Kindergarten. Er greift gerne zu einer Kalimba, einem Holzinstrument mit Metallzähnen, auf dem üblicherweise sehr harmonische Klänge hervorgebracht werden können. Doch Djamil drückt die Metallplättchen nicht nach unten, sondern zerrt sie nach oben und lässt sie los, so dass ein schriller, schreiähnlicher Klang entsteht. Sobald er diesen Ton hervorgerufen hat, lässt er das Instrument los, hält sich die Ohren zu und rennt zu einer Erzieherin, um dort Schutz zu suchen. Dies wiederholt er mehrmals täglich. Offenbar hat Djamil einen ähnlichen Klang auf der Flucht gehört. Offenbar haben solche Klänge ihn nachhaltig erschrocken. Es scheint für ihn sinnvoll zu sein, diese Klänge immer wieder entstehen zu lassen, sicherlich nicht genauso, wie er sie gehört hatte, aber mit einer ähnlichen Wirkung, so dass er weglaufen und sich die Ohren zuhalten kann. Damals konnte er nicht weglaufen, nun kann er es. Auf der Flucht hat er offenbar wenig oder kei-

nen Schutz erhalten können, doch nun, in der Kita, erfährt er den Schutz. Er muss sich dessen immer wieder vergewissern. Er läuft zu den Erzieherinnen und hält sich an ihnen hilfesuchend fest. Die Erzieherinnen umarmen ihn, was ihn schnell beruhigt.
Nach wenigen Wochen lässt dieses Verhalten nach. D. produziert immer seltener den Ton, bis er schließlich damit ganz aufhört. Offenbar hat sich in ihm die alte Atmosphäre, die in dem Ton deutlich wurde, so weit verflüchtigt, dass er nun andere Klänge erzeugen kann und sich auf die Atmosphäre der Sicherheit einlassen kann.

Auf einen Blick

Achten Sie besonders auf die Nachwirkungen bedrohlicher Atmosphären! Bieten Sie Schutz, so gut Sie können, wenn traumatisierende Atmosphären in den Kindern lebendig werden.

Verantwortung für die Eltern

Während des Zweiten Weltkrieges wurde in Großbritannien eine Untersuchung durchgeführt, um herauszufinden, wie sehr die Kinder unter den Schrecken der Bombenangriffe litten. Für viele überraschend war, dass Kinder, die während der Luftangriffe mit Erwachsenen zusammen waren, besonders mit Großeltern oder Müttern (die Väter waren meist bei der Armee), stärkere Stresssymptome zeigten als die Kinder, die allein waren.[29] Das kann im Einzelfall selbstverständlich unterschiedliche Ursachen haben, doch wir kennen aus unserer pädagogischen und therapeutischen Arbeit zahlreiche Hinweise, die einen solchen Befund erklären können. Wir wissen, dass Kinder in Notsituationen sich nicht nur um sich sorgen, sondern auch um ihre Eltern oder andere Menschen, die sie gern haben: Großeltern, Geschwister, Freund/innen. Kinder zeigen Mitgefühl, und sie fühlen das Leiden anderer, als wäre es ihr eigenes. Und nun ist es für die Kinder wichtig, ob sie den Kontext, die Hintergründe des Leidens anderer verstehen und einordnen können oder nicht. Wenn Kinder das nicht einordnen können, wenn etwas »wie aus heiterem Himmel« oder in anderer Weise »unfassbar« und »unverständlich« über sie und ihre Begleitpersonen hineinbricht, dann versuchen Kinder, das in ihre Welt einzubauen. Sie übernehmen Verantwortung für Situationen, die sie nicht zu verantworten haben.

Das klingt für uns Erwachsene oft absurd, ist aber im Gefühlsleben der Kinder Realität. Da ist, um ein Beispiel zu nennen, der Sohn, dessen Eltern sich plötzlich trennen. Der Sohn hat dafür keine andere Erklärung als die, dass er dafür verantwortlich ist, weil er die Hausaufgaben nicht gemacht hat. Erst recht können Kinder sich nicht erklären, dass Bomben fallen, ihre Freunde erschossen werden oder Mütter vergewaltigt werden – sie fühlen sich irgendwie verantwortlich für das Grauen und entwickeln diffuse Schuldgefühle.

Die Tendenz, dass Kinder Verantwortung für Unerklärliches und Unfassbares übernehmen und andere verantwortungsvoll schützen möchten, ist eine naheliegende Folge traumatischer Erfahrungen.

F., der Mutter von Namika., ist während der Flucht Schlimmes geschehen. Sie ist seitdem verstört und kann kaum noch für sich und Namika sorgen. Für die Begleiter der Flüchtlinge scheint es so, als würde Namika die Rol-

le der Mutter übernehmen, als wäre Namika die Mutter von F., obwohl es biologisch genau umgekehrt ist. Namika sorgt dafür, dass ihre Mutter etwas isst. Sie nimmt sie an die Hand, führt sie zu Beratungsstellen, sorgt dafür, dass die Mutter sich in der Beratungssituation zuerst hinsetzt, bevor sie sich selber niederlässt. Der Blick ist ständig fürsorglich und wachsam auf die Mutter gerichtet.

Ein solches Verhalten kennen wir zum Beispiel von Kindern suchtkranker oder psychisch kranker Eltern. Sie fühlen sich verantwortlich für die unerklärliche Not ihrer Eltern, und sie übernehmen die Rolle der Eltern. Sie sind die Eltern der Eltern. In der Fachsprache wird dies *Parenting* genannt. Wenn Sie Flüchtlingsfamilien begleiten, dann ist es wichtig, auf solche Anzeichen zu achten. Kinder, die Verantwortung für ihre Eltern übernehmen, entwickeln dabei oft sehr positive Charakterzüge und Verhaltensweisen. Sie können Verantwortung übernehmen, sie sind organisiert, fürsorglich, solidarisch und dergleichen mehr. Doch der Preis ist hoch. Sie überspringen damit Phasen ihrer kindlichen Entwicklung. Sie können nicht genug spielen. Als Kinder und Jugendliche sind sie oft in der Lage, diese Anstrengung lange Zeit durchzuhalten, doch irgendwann, oft als junge Erwachsene, kommt dann der Zusammenbruch.

Wenn Kinder zu viel Verantwortung für die Eltern übernehmen, brauchen sie Entlastung. Sie müssen von anderen Erwachsenen, auch von Ihnen, erfahren, dass diese sich um die traumatisierten Eltern (mit-)kümmern. Und sie brauchen unbedingt das Spielen. Geben Sie ihnen die Möglichkeit dazu, fördern Sie die Kinder darin, Kind zu sein.

Das Spielen ist ohnehin der Zauberweg, auf dem Kinder sich in die Welt hineinbewegen. Im Spiel erproben sie sich in unterschiedlichen Rollen und Haltungen, im Spiel lernen sie zu leben. Das kindliche Spiel ist einerseits vorläufig und beiläufig, andererseits für die Kinder eine ernste Angelegenheit.

Viele Kinder, die zu viel Verantwortung für die Eltern (oder Geschwister, Großeltern usw.) übernommen haben, wissen auf Ihre Frage: »Was wünschst du dir?« oft keine Antwort oder wünschen sich daher lieber etwas für die Mutter oder andere. Im Spiel und vor allem im spontanen Spiel ohne einengende Regeln können sie das Wünschen erproben und neu lernen. Spielerisch Wünsche zu entdecken, erleichtert, eigene Impulse wahrzunehmen und ihnen zu vertrauen. Im Spiel wiederholen sich Erfahrungen der Belastungen, auch der traumatisierenden. Dabei ist das Spiel eine Möglichkeit, sich von diesen Belastungen zu lösen. Kinder spielen die Bedrohung UND die Rettung, die Not UND das Glück, das Alleinsein UND die Unterstützung. Im Spiel der traumatisierten Kinder steht im Spiel anfangs oft das Bedrohliche im Vordergrund, doch Sie werden beobachten, dass sich das im Laufe der Zeit ändert, manchmal überraschend schnell. Vertrauen Sie auf die Potenziale des spielerischen Prozesses. Sollten Sie feststellen, dass solche Veränderungen im Spiel und im kreativen Ausdruck nicht erfolgen, benötigen die betreffenden Kinder entsprechende therapeutische Hilfen.

Auf einen Blick

Achten Sie auf Anzeichen von Parenting!

Ermöglichen Sie parentisierten Kindern Entlastung!

Mobilisieren Sie andere Erwachsene, die die Kinder unterstützen!

Unterstützen Sie, dass die Kinder spielen, spielen, spielen!

Kapitel 10
Was die Helfer brauchen

Sich ernst nehmen

Unser Grundsatz in der Arbeit mit Menschen lautet: sich würdigen, die anderen würdigen und die Verbindung zwischen beidem würdigen. Dieser Leitsatz beginnt nicht zufällig damit, sich selbst ernst zu nehmen und zu würdigen. So großartig es ist, dass viele tausend Menschen in Deutschland und Österreich sich wie Sie in der Hilfe für Flüchtlinge engagieren, so wichtig ist es auch, darauf hinzuweisen, dass Sie sich selbst, Ihre Kräfte und Ihre Grenzen ernst nehmen müssen. Wir kennen viele Menschen, die sich ehrenamtlich aufopfern, bis sie krank werden. Wir kennen auch zahlreiche Fachkräfte, die sich in ihren professionellen Tätigkeiten voller Engagement für die notleidenden Flüchtlinge engagieren, weit über das Maß an beruflichen Erwartungen und Erfordernissen hinaus. Hier wie dort, bei professionell wie ehrenamtlich Tätigen, wollen wir die Hilfsbereitschaft und das Engagement in keiner Weise beschneiden oder gar als »Helfersyndrom« oder Ähnliches in Misskredit bringen. Wir wollen in diesem Kapitel besonders darauf hinweisen, dass es wichtig ist, sich selbst ernst zu nehmen und einige Anregungen geben, wie dies geschehen kann.

Wichtig zu wissen ist, dass sich Traumafolgen auf Helfer und Helferinnen übertragen können, dass sie in diesem Sinne »ansteckend« sind. Besonders dann, wenn es sich um empfindsame Menschen handelt, was bei den meisten Helfenden der Fall ist. Wie schon so oft darauf hingewiesen, leiden traumatisierte Flüchtlinge in Folge ihrer Erfahrungen zum Beispiel an Angst und Selbstunsicherheit. Der Druck ist groß, hier alles richtig zu machen und ein neues Leben aufzubauen; viele haben auf der Flucht ihren Boden, ihre Mitte und ihr Maß verloren. All das kennen auch viele Helfer und Helferinnen. Die Angst und die Verunsicherung, den Druck, alles richtig zu machen und sich anzustrengen und die Suche nach Boden, Mitte und Maß ... Nicht das Trauma ist ansteckend, keine Sorge, aber Traumafolgen, vor allem die Gefühle und das Grunderleben der traumatisierten Menschen, können »in der Luft« liegen, von Ihnen gespürt und unbewusst übernommen werden, weil Sie Mitgefühl haben und in der Lage sind, sich mit notleidenden Menschen zu identifizieren. Deswegen: Nehmen Sie sich und Ihr Erleben ernst, so gut es geht!

Dazu gehört:

Sie haben das Recht zu sagen: »Ich kann nicht.«! Sie müssen nicht alles können, Sie können »Ja« sagen, aber Sie können auch »Nein« sagen. Wenn Sie über Ihrem Engagement krank werden oder zusammenbrechen, ist niemandem geholfen. Sie dürfen, ja Sie müssen Grenzen setzen als Schutz für das, was Ihnen möglich ist.

Wer mit traumatisierten Flüchtlingen arbeitet, auf den strömen viele Eindrücke, Information, Klagen und Fragen ein. Manchmal zu viele. Wir haben in diesem Buch bislang oft betont, wie wichtig es ist, neugierig zu sein und Flüchtlinge zu fragen, wie es ihnen geht, was sie belastet, was sie freut, wo sie herkommen und so weiter. Doch manchmal ist auch Ihr Kopf voll und Ihr Aufnahmevermögen überfüllt und dann haben Sie das Recht, sich zu sagen, dass Sie heute keine Fragen stellen können. Vielleicht ist es morgen anders, vielleicht in einer Woche. In jedem Fall nehmen Sie sich ernst, wenn Sie merken, dass zu viel auf Sie eindrängt, dass Sie zu dünnhäutig werden, dass Sie sich selbst unter den vielen Impulsen der anderen zu verlieren drohen.

Wenn Sie Menschen bitten, etwas von sich zu erzählen, dann wissen Sie nicht, was kommt. So sehr wir betont haben, wie wichtig es ist, dass traumatisierte Menschen andere finden, mit denen sie ihren Schrecken teilen können, so wichtig ist es uns, Ihnen zu sagen, dass Sie dafür da sein *können*, aber nicht sein *müssen*. Verlassen sie sich auf Ihr Gefühl, ob Ihnen etwas zu viel ist oder nicht. Wenn Sie offen und bereit sind, mit Menschen schlimme Erfahrungen zu teilen, dann zeigen Sie das. Wenn Sie Angst haben, eine Frage zu stellen, aus welchen Gründen auch immer oder wenn Ihnen die Erzählungen zu viel werden, dann nehmen Sie auch Ihre Angst und Ihre Überforderung ernst und fragen Sie nicht oder sagen Sie: »Stopp! Ich kann Ihnen nicht mehr folgen.«

> *Eine Helferin erzählt: »Ja, das war mir zu viel, aber ich wusste es vorher nicht. Ich habe nur die Frage gestellt, wie es der Frau denn geht und sie hat erzählt und da waren Sachen dabei, die ich gar nicht hören wollte.«*

Das kann passieren. Solche Erfahrungen machen Sie bestimmt auch im Alltag, aber sicherlich ist das Risiko in der Arbeit mit traumatisierten Flüchtlingen größer, dass Sie in solche Situationen geraten. Wenn Sie mit ihnen arbeiten und sich für sie interessieren, gehen Sie das Risiko ein. Sie verringern es, indem Sie sehr bewusst auf sich achten und sich selbst so frühzeitig wie möglich die Erlaubnis geben, auf Ihre eigene Befindlichkeit, auf Ihre eigene Aufnahmefähigkeit zu reagieren. Doch ganz werden Sie das Risiko nicht verhindern können. Wenn Sie etwas gehört haben, was Sie gar nicht hören wollten, weil es Ihnen zu viel war, dann ist es notwendig, sich davon wieder zu befreien und zu entlasten, so gut es geht. Hinweise darauf werden wir im Folgenden geben.

Auf einen Blick

Sie haben das Recht, »Nein« zu sagen, wenn es Ihnen zu viel wird.

Achten Sie auf Ihre Ängste, Ihre Aufnahmefähigkeit, Ihr Befinden.

Traumafreie Räume

Wir unterhielten uns mit einem Seelsorger, der sich sehr in der Flüchtlingshilfe engagiert. Er war müde, nahe am Ausbrennen. Wir fragten ihn, ob er sich auch Pausen gönne, und er antwortete: «Ja, selbstverständlich. Ich weiß doch, dass das notwendig ist.» Auf unsere Nachfrage, was er denn in den Pausen mache, sagte er: «Ich schaue mir Filme über Flüchtlinge an und über die Heimatländer, um zu verstehen, wo sie herkommen und wie ihre Kultur ist. Und darüber lese ich auch Bücher.»

Wir kennen so etwas gut. Manchmal sind wir so verwickelt in das Leben traumatisierter Flüchtlinge und so engagiert, ihnen ein besseres Leben zu verschaffen, dass wir selbst wie dieser Seelsorger solche Aktivitäten als Pausen bezeichnen. Doch selbstverständlich sind das keine Pausen, die diesen Namen wirklich verdienen, sondern die Fortsetzung des Engagements mit anderen Mitteln. Wir sind sicher: Sie und wir brauchen traumafreie Räume! Die Arbeit mit Flüchtlingen besteht weitgehend darin, mit traumatisierten Menschen zu arbeiten.

Das belastet und das fordert Sie. Sie nehmen diese Belastung und Forderung an, sonst würden Sie diese Arbeit nicht tun. Doch wenn ein Gefordertsein, das Sie wahrscheinlich auch als bereichernd erleben, in eine Überforderung zu kippen droht, werden Pausen umso wichtiger.

Pausen sind aber nur Pausen, wenn Sie etwas anderes tun als in Ihrem Engagement. Oft werden als Pausen Mittagsruhe oder Meditation oder andere Formen von tiefer Entspannung verstanden. Das verstehen wir darunter nicht oder nicht nur. Wir verstehen darunter Tätigkeiten, die weder mit Flüchtlingen noch mit Traumata zu tun haben, also traumafreie sind. Dafür einige Beispiele von Menschen, die wir nach solchen Räumen befragt haben:

»Manchmal spiele ich Fußball, aber meistens schaue ich Fußball oder lese den Kicker. Da gibt es zwar Dramen, aber keine Traumen, klare Regeln, Aufregung, die schönste Nebensache der Welt.«

»Ich lese alte Agatha Christie-Romane oder schaue mir meine Agatha Christie-DVDs an. Herrlich harmlos!«

»Ich brauche Musik. Kopfhörer auf oder in meinen Sessel und den CD-Player an. Und dann höre ich das, was ich gerade brauche, manchmal Oper, manchmal Musical, manchmal Blues, ja manchmal sogar Udo Jürgens.«

»Ich hänge vor dem Fernseher ab. Ziemlich egal, was kommt. Hauptsache blöd.«

»Ich spiele mit den Enkeln. Da vergesse ich alles.«

»Ich treffe Freunde oder Freundinnen, mit denen ich über alles rede, nur nicht über Flüchtlinge oder Trauma. Und wenn doch, dann nur, weil es mir dann gerade gut tut.«

Nun werden Sie auch die Erfahrung gemacht haben: Wenn Sie intensiv mit Menschen arbeiten und deren Leid mitbekommen, werden Sie vieles von deren Leid mitnehmen, wenn Sie in die Freizeit gehen. Mit dem Verlassen der Wirkungsstätte bleibt das dortige Erleben nicht hinter der Tür, sondern begleitet Sie. Nur selten gelingt es Menschen, solches Erleben einfach »abzuschütteln« und von intensivem Engagement in entspannte Freizeit zu wechseln. Die meisten Menschen brauchen Übergänge, die wir gerne als »Schleusen« bezeichnen. Die Schleusen, die wir meinen, sind imaginäre Zonen, die Sie durchschreiten, um sich vor den Sie gefährdenden Belastungen Ihres Engagements so weit wie möglich zu entlasten.

Was Ihre Schleuse sein kann, können nur Sie sich einfallen lassen und ausprobieren. Einige Erfahrungen, von denen wir gehört haben, für Sie als Anregung:

»Ich gehe immer eine halbe Stunde spazieren oder joggen. Dann wird mein Kopf frei, und ich bin offen für anderes.«

»Ich gehe duschen und dusche mir all das weg, was ich nicht mehr will. Und wenn das nicht reicht, dann gehe ich ins Schwimmbad. Nach einigen Bahnen geht es mir besser.«

»Für mich ist das Wichtigste, dass ich jeden Schritt auf meinem Heimweg bewusst gehe. Wirklich jeden Schritt! Vor allem den ersten Schritt heraus und dann die nächsten Schritte, alles ›Dazwischen-Schritte‹, bis ich den ersten, ganz bewussten Schritt in mein Zuhause mache.«

»Meine Schleuse ist meine Frau. Ihr erzähle ich 20, 30 Minuten, was mich bewegt. So ist das ausgemacht, und so wollen wir das beide. Und dann umarmen wir uns und kochen uns einen Kaffee oder machen uns etwas zu essen, und dann ist es gut.«

»Ich muss etwas mit den Händen tun. Manchmal repariere ich mein Auto. Meistens gehe ich in den Garten und wühle dort herum. Das macht mir den Kopf klar und das Herz frei.«

Auf einen Blick

Schaffen Sie traumafreie Räume! Welche das für Sie sind, wissen nur Sie.

Suchen Sie sich Ihre Schleuse!

Unterstützung

Ein Trauma bewältigen kann man nicht alleine. Je länger traumatisierte Menschen mit den Traumafolgen allein sein müssen, desto mehr droht eine Verstetigung, eine Chronifizierung der Traumafolgen. Also brauchen traumatisierte Menschen Unterstützung, möglichst schnell und möglichst viel und möglichst kompetent.

Auch Sie, die Sie traumatisierte Flüchtlinge begleiten, können all das, was Sie mitbekommen, auf Dauer nicht alleine bewältigen. Auch Sie brauchen Unterstützung. Wir wissen, dass viele professionelle und ehrenamtliche Begleiter/innen von Flüchtlingen sich sehr anstrengen, sich alleine all diesen Herausforderungen zu stellen. Vielleicht schaffen das manche, allerdings in der Regel zu dem hohen Preis der Überanstrengung. Sie sollten wissen und sich eingestehen: Allein können Sie die Welt, Ihre Lebensumwelt nicht zum Guten verändern. Allein können Sie die Flüchtlinge, die Ihnen begegnen, nicht retten. Allein können Sie den traumatisierten Menschen nicht helfen. Sie können dies nur gemeinsam mit anderen tun, und Sie brauchen, wie alle anderen Menschen auch, in Ihrer Situation Unterstützung. Das, was für die traumatisierten Flüchtlinge gilt, gilt auch für die Flüchtlingshelfer und -helferinnen. Worin diese Unterstützung bestehen kann, ist unterschiedlich. Unsere wichtigsten Tipps, die auf unseren Erfahrungen fußen, sind folgende:

Wer mit traumatisierten Flüchtlingen arbeitet, sollte andere Menschen haben, die ein wenig aufpassen. Das Aufpassen kann darin bestehen, zu sagen: »Jetzt stopp mal, jetzt mach mal eine Pause, jetzt nutze mal eine Schleuse oder schaffe dir einen traumafreien Raum.« Gerade, wenn Sie sich engagieren, brauchen Sie Menschen, die ein wohlwollendes und fürsorgliches Auge auf Sie haben.

Die meisten Helferinnen und Helfer entlastet es, sich das, was sie belastet, von der Seele zu reden. Vielleicht nicht nur mit einer Person und vielleicht nicht immer mit der selben – sonst könnte die vielleicht berechtigte Sorge, diese Person zu sehr zu belasten, eine wirklich hilfreiche Entlastung verhindern. Suchen Sie sich Menschen aus, bei denen Sie aus Ihrem Herzen keine Mördergrube machen müssen und mit denen Sie das, was Sie bewegt, teilen können. Menschen, die Sie schätzen und denen Sie vertrauen, die aber auch gleichzeitig Ihnen Vertrauen und Zutrauen schenken.

Sie brauchen die Unterstützung Ihres Engagements durch die Gelegenheit zu Fortbildungen. Die dringende Notwendigkeit von Fortbildungen wird in der Flüchtlingshilfe oft betont, zugleich aber ist kaum Zeit dafür da, diese in Anspruch zu nehmen. Und doch sind Fortbildungen unserer Erfahrung nach gerade dann notwendig, wenn keine Zeit vorhanden zu sein scheint. Denn gute und interessant gemachte Fortbildungen von kompetenten und in der Flüchtlingshilfe erfahrenen Dozenten/innen erleichtern Ihre Arbeit und führen dazu, dass Sie weniger Kraft aufwenden müssen und Ihre Belastung reduzieren. Der Organisationsaufwand, den Sie gemeinsam mit Ihrem Team dafür betreiben müssen, wird sich lohnen.

Gerade wenn Sie zum Beispiel schreckliche Ereignisse erfahren haben, die Sie nicht mehr loswerden, dann ist Supervision notwendig. Supervision heißt wörtlich übersetzt »Darüberschauen«. In guter Supervision werden keine Ratschläge gegeben, wie man besser handeln sollte, sondern es wird das, was Sie tun, mit Ihnen gemeinsam und aus erweiterten Perspektiven betrachtet, reflektiert, mit allen emotionalen Belastungen, die mit Ihrer Arbeit und Ihrem Engagement einhergehen. Damit eröffnet sich die Chance, dass Sie individuell Wege finden, wie Sie aus Überlastungen herauskommen und sich von den auf Sie auswirkenden Schrecken eines Traumas zu befreien.

Und schließlich: Sie brauchen Menschen, die Ihnen gut tun, Angehörige, Freunde, Freundinnen, Menschen, die Sie stärken, indem Sie gemeinsam essen, indem Sie ins Kino gehen, mit denen Sie gemeinsam weinen oder lachen.

Auf einen Blick

Bitten Sie andere Menschen, auf Sie aufzupassen! Und lassen Sie es zu!

Reden Sie sich Belastendes von der Seele!

Bilden Sie sich fort. Fordern Sie von den Organisationen, in denen Sie tätig sind oder mit denen Sie zusammenarbeiten, Fortbildungsmöglichkeiten!

Fordern und nutzen Sie Supervision!

Suchen Sie gezielt den Kontakt mit Menschen, die Ihnen gut tun!

Anhang

Interview mit Bosiljka Schedlich

Bosiljka Schedlich lebt in Berlin. Sie wurde in Kroatien geboren. Ist Übersetzerin und Sozialpädagogin. Lange Zeit war sie Geschäftsführerin des Südost e.V. in Berlin, jetzt Geschäftsführerin der Stiftung Überbrücken. Seit den Kriegen im ehemaligen Jugoslawien ist sie tätig in der Hilfe für traumatisierte Flüchtlinge aus diesem Gebiet. Schedlich initiierte und leitete zahlreiche Projekte. Sie ist Trägerin des Moses-Mendelssohn-Preises des Landes Berlin zur Förderung der Toleranz gegenüber Andersdenkenden und zwischen den Völkern, Rassen und Religionen und des Bundesverdienstkreuzes am Bande 2005, und 2006 war sie, gemeinsam mit »1000 Frauen für den Frieden«, nominiert für den Friedensnobelpreis.

Bosiljka Schedlich ist ebenso Trägerin des Katharina-von-Bora-Preises und wurde mit dem Titel Katharina-Botschafterin 2014 ausgezeichnet.

Udo Baer: Du hast jahrelang intensiv und umfangreich mit traumatisierten Flüchtlingen aus den Ländern des ehemaligen Jugoslawien gearbeitet – vor allem Frauen. Was brauchen sie am meisten?

Bosiljka Schedlich: Sie brauchen, was ein normaler Mensch braucht. Eine Wohnung. Sie brauchen eine Arbeit, eine Beschäftigung. Sie brauchen gesundheitliche Versorgung und Bildung. Da sie in der Fremde fremd sind, brauchen sie auch eine Unterstützung, um in der Fremde nicht mehr so fremd zu sein, das heißt, sie brauchen Sprachunterricht und, am Anfang, eine soziale Betreuung, auch Begleitung zu den Ämtern und zu den Ärzten. Traumatisierte Flüchtlinge brauchen zusätzlich, neben der Stärkung des Gesunden durch das normale Leben, auch eine therapeutische Unterstützung, um das, was krank und zerstört worden ist, zu überwinden, zu heilen. Dieses ist durch unterschiedliche Arten möglich, aber nach einer Weile sind die Menschen in der Lage, zu sehen, dass die Erde in der Fremde dieselbe wie zuhause ist.

Wenn sie gut betreut worden sind, sind sie in der Lage, zu erkennen, dass es in der Fremde Menschen gibt, die auch Ähnliches erlebt haben – in früheren Kriegen, oder Menschen, die aus anderen Ländern oder anderen Orten der Welt dorthin gekommen sind. Das hilft ihnen, anzukommen, bei sich, in der Fremde und in der Welt. Das hilft ihnen auf jeden Fall, die Rolle des Opfers zu verlassen und wieder Mensch zu sein, der mit all seinen Kräften und seiner Kreativität das Leben neu aufbaut.

Udo Baer: Worin haben sich Traumafolgen bei traumatisierten Frauen bzw. Männern gezeigt?

Bosiljka Schedlich: Ich habe mit Frauen und Männern gearbeitet – da gab es gewisse Unterschiede. Gleich war: das Nicht-Schlafen-Können, die Unruhe. Gleich war die nicht vergehen wollende Angst. Gleich war, dass sie sich unter den Tisch warfen, sobald ein Flugzeug oder Hubschrauber vorbeikam. Oder zu Silvester, wenn die Knaller herumflogen, dann erlebten diese Menschen die größte Angst. Es waren die Bombenangriffe, die hochkamen. Gleich war, dass sie alle Fenster aufreißen mussten, weil sie nirgends Luft bekamen. Gleich war, dass sie jeden Menschen in Uniform fürchteten und dass sie jedes Amtspapier fürchteten und mit jedem sofort zu mehreren Beratungsstellen rannten, weil sie, also in Deutschland, in der Angst lebten, ausgewiesen zu werden, und deswegen jedes Amtspapier die Bilder des Krieges hochbrachte, die Bedrohung. Und sie wussten, dass die Täter in der Heimat noch frei sind, dass sie bewaffnet sind, dass ihre Häuser zerstört sind, dass sie nicht wissen, wohin. Gleichzeitig hing eine Weile nach dem Friedensvertrag von Dayton das Damoklesschwert über ihren Köpfen – dass sie zurück müssten.

Diese Situation hat eine sehr breite, sehr starke Retraumatisierung ausgelöst, die gleich am Anfang dazu geführt hat, dass mehrere, auch jüngere, nach außen gesund wirkende Menschen, gestorben sind, an Gehirnschlag u.ä. Und dass viele schwere Krankheiten – Schilddrüsen, Magenkrankheiten, Krebs – bekommen haben.

Udo Baer: Was dürfen Menschen, die mit traumatisierten Flüchtlingen zu tun haben – im Kindergarten, in der Schule, in der Beratungsstelle, wo auch immer – was dürfen sie nicht falsch machen, was müssen sie wissen?

Bosiljka Schedlich: Die Menschen, die mit Traumatisierten arbeiten, sollten unbedingt zu einer Schulung gehen. Sie sollten lernen, was ein Trauma ist und welche Folgen es hat. Es gibt auch heute noch bei den Jüngeren kaum jemanden, der nicht die Spuren der Traumatisierung von seinen Vorfahren übernommen und Ängste hat.

Gut wäre es für alle, bei Fachleuten zu lernen, wie sie sich zu verhalten haben. Und dieses muss auf sie selbst bezogen sein. Im Inneren selbst kommen Ängste auf. Schon beim Anblick der Schüler, die ständig aus dem Fenster gucken oder monatelang nichts sagen ... Die Lehrer haben Angst davor, was in diesen Schülern steckt, was aus ihnen hervorbrechen kann.

Ich habe erlebt, dass sogar Psychologen, die nicht geschult darin waren, was Trauma ist, Angst hatten vor Menschen, die auf dem Boden hockten. Sie hatten das Gefühl, dass diese Flüchtlingsmänner gleich aufspringen und sie wie ein Löwe angreifen und erwürgen würden. Wenn sie sich damit beschäftigen und zum Beispiel die Rolle, die Haltung des Mannes einnehmen, der da unten am Boden hockt, dann erkennen sie sofort: Der Mann, der unten hockt, ist voller Angst ...

Udo Baer: Die Angst hat sich übertragen?

Bosiljka Schedlich: Ja. Das passiert sehr häufig. Ich habe bei der Ausländerbehörde in Berlin selbst gesehen, dass eine Mitarbeiterin weiße Handschuhe angezogen hat. Sie hatte solche Angst vor diesen vielen Menschen, die von ihr etwas wollten. Diese Menschen strömten Angst aus, die sie als solche nicht erkannt hat. Sie hat sie immer als Aggression wahrgenommen. Sie dachte, sie steckt sich bei ihnen an und hat sich deshalb weiße Handschuhe angezogen.

Ein anderes Beispiel: Die Behördenvertreter hatten in der Ausländerbehörde angeordnet, dass vor dem Schalter ein Glashäuschen gebaut wird. Die Tür zu diesem Schalter schnappte zu, wenn ein Mensch darin war. Ringsherum saßen im Wartezimmer 50, 60, 100 Leute. Die Polizei hatte diese »Falle« aufgebaut für die Leute, für die sie beschlossen hatte, sie gleich festzunehmen und abzuschieben. Die Menschen, die in der »Falle« waren, mussten da drin bleiben, während die Kinder draußen vor der »Falle« weinten, warum denn der Papa nicht rauskommt. Und der Vater, der heraus wollte, schimpfte und wartete, bis ihn die Polizei vor all den Menschen in Handschellen abführte. Der frühere Integrationsbeauftragte von Berlin, wo das alles geschehen ist, hat eine Weiterbildung für die Mitarbeiter der Ausländerbehörde organisiert, und da wurden diese Dinge abgeschafft. Sie waren nur Ausdruck von Angst, und die Angst hat sich gegenseitig hochgeschaukelt. Traumatisierte Menschen einzusperren und zu Zeugen machen, dass andere eingesperrt werden, ist unglaublich.

Udo Baer: Was machen Menschen im Umgang mit traumatisierten Flüchtlingen falsch? Worauf muss man achten? Was muss man vermeiden?

Bosiljka Schedlich: Man darf keine Angst vor den verängstigten Menschen haben. Man muss auf sie zugehen. Und man muss Kinder wie Kinder betrachten. Man muss Menschen wie Menschen betrachten. Man muss Mitgefühl entwickeln. Man muss Empathie für sie entwickeln, sich vorstellen, dass sie etwas Schlimmes hinter sich haben und dass sie eine Weile brauchen, ehe sie wieder lachen können, ehe sie wieder angstfrei werden – das dauert manchmal jahrelang, manchmal ein Leben lang.

Die Vorstellung ist wichtig, dass Menschen etwas Schlimmes durchgemacht haben und dass sie Hilfe und Zuneigung und ein Lächeln benötigen, eine Frage »Was brauchen Sie? Kann ich Ihnen helfen?« Das ist das, was die Menschen brauchen, egal an welchem Ort, in den Schulen, auf den Ämtern und anderswo. Ein freundliches Wort und eine Annahme als Menschen. Sie erwarten nicht mal immer, dass man ihnen etwas gibt. Sie erwarten aber, dass man in ihnen einen Menschen sieht, der gleichwertig ist, der Würde hat. Auch wenn er die Sprache nicht spricht oder wenn er aus einem anderen Land kommt.

Udo Baer: Wenn du heute die Flüchtlinge siehst, die nach Deutschland kommen – was geht da in dir vor? Was wünschst du dir?

Bosiljka Schedlich: Ich sehe durch sie die Flüchtlingskolonnen aus meinem Land, Ex-Jugoslawien, in unterschiedliche Richtungen. Ich sehe die Kolonnen des Zweiten Weltkrieges, in ganz Europa. Ich sehe auch die deutschen Vertriebenen und flüchtenden Menschen. Es ist gleich, welcher Nationalität die Menschen sind. Es ist gleich, zu welcher Zeit und an welchem Ort. Die Flüchtlinge haben überall das gleiche Schicksal, dass sie alles verlieren, dass man ihnen alles wegnimmt, dass viele von ihnen getötet werden, dass viele ihre Angehörigen verlieren, dass viele verwundet bleiben, am Körper und die meisten von ihnen an der Seele, und dass sie dann zusätzlich erleben, dass man in ihnen die Bedrohung sieht, dass man in ihnen die Täter sieht und nicht die Opfer eines Krieges. Die Opfer, die eine Annahme als Mensch und einen Schutz und eine Unterstützung brauchen. Das sehe ich.

Ich sehe allerdings, dass sich zum Beispiel in Deutschland die Situation verändert hat. Das geht auch von der Regierung aus und das ist für mich entscheidend, weil sich dort der Dirigierstock befindet, der auch die Stimmung in der Bevölkerung beeinflusst. Dort ist die Stimmung so, dass man sich um diese

Menschen kümmern muss, dass Deutschland ein großes, das stärkste europäische Land ist, dass es mit diesen Flüchtlingen leicht umgehen kann und ihnen helfen kann, in Deutschland anzukommen und dort zu bleiben, solange in ihren Ländern der Krieg herrscht.

Ich sehe, dass die Situation in manchen anderen europäischen Ländern, vor allem in denen in Osteuropa, anders ist. Dass die Angst der Menschen, auch bei den Regierungen, groß ist und die Verweigerung vor den Flüchtlingen. Das entspricht der Haltung, die in Deutschland nach dem Zweiten Weltkrieg vorhanden war, als die Vertriebenen kamen, die man nicht haben wollte. Wahrscheinlich brauchen diese Länder auch eine Weile, bis sie entspannt werden und sich in der Wiege der Demokratie sicherer fühlen.

Es ist gut, dass wir eine EU haben, in der man sich dabei gegenseitig unterstützen kann, aber es ist schon eine schmerzliche Wunde zu sehen, dass Stacheldraht vor den Flüchtlingen aufgebaut wird, dass Polizei und Militär, Panzer und Hubschrauber dorthin geschickt werden, wo Menschen fliehen, gleich ob sie alt oder jung sind, Männer oder Frauen, Alte oder Kinder. Diese Menschen bringen den Frieden aus diesen Ländern, sie retten ihn sozusagen. Sie wollen leben und nicht fanatisch auf irgendeiner Seite kämpfen, um zu zerstören und jemanden umzubringen.

Ich glaube, dass wir alle etwas für uns und für den Frieden insgesamt tun, wenn wir diesen Menschen helfen, das Erlebte zu überwinden und die Zeit, die sie bei uns verbringen, dafür zu nutzen, dass sie arbeiten lernen, dass sie etwas sparen, damit sie ihre Häuser und ihre Länder wieder aufbauen können. Sie alle wollen nicht Schmarotzer sein, die von Sozialhilfe leben. Die Chance sollte ihnen gegeben werden – es sind bei uns viele Arbeitsplätze frei – dass sie schnell die Sprache erlernen, dass sie die Qualifikationen erlernen, dass sie Jobs annehmen können.

Udo Baer: Herzlichen Dank.

Serviceadressen

Auf diesen Seiten stellen wir Ihnen einige Webseiten vor, die Ihnen in Ihrer Begleitung von traumatisierten Flüchtlingen helfen können.
Das Bundesamt für Migration und Beratung BAMF bietet viele Informationen zu allen rechtlichen Fragen und zu Integrationskursen und Beratungsmöglichkeiten:
www.bamf.de

Viele Informationen und Tipps für Ehrenamtliche in der Flüchtlingshilfe:
www.wie-kann-ich-helfen.info

Pro Asyl informiert über Flüchtlingsinitiativen, Gesundheitsversorgung, Deutsch lernen, mehrsprachiges Infoangebot:
www.proasyl.de

Viele Menschen in der Flüchtlingshilfe sind Initiativen angeschlossen, die einem Wohlfahrtsverband angehören (Paritätischer, AWO, Caritas, Diakonie ...). Diese haben zumeist auf regionaler Ebene nützliche Webseiten, z. B. in NRW:
www.paritaet-nrw.org/content/aktuelles/aktuelles_aus_der_fluechtlingsarbeit/index_ger.html

Auch die Flüchtlingsorganisation der UNO bietet im Service viel Nützliches, u. a. zahlreiche Bildungsmaterialien:
www.unhcr.de/service.html

Auf der ARD-Seite gibt es Hilfen für Flüchtlinge:
www.ard.de/home/ard/guide-for-refugees-wegweiser-fuer-fluechtlinge/Guide_for_refugees/2214428/index.html

Diese neue Webseite veröffentlicht Beispiele für gelungene Hilfen und Aktivitäten mit Flüchtlingen über die im Buch hinaus erwähnten:
www.flucht-und-trauma.de

Auch die Bundeszentrale für politische Bildung veröffentlicht Best-Practice-Beispiele aus der Flüchtlingsarbeit:
www.bpb.de/171509/best-practice-partizipation-kunst-meets-politische-bildung

Anmerkungen

1 z.B. Fischer, G.; Riedesser, P. (2003): Lehrbuch der Psychotraumatologie. München, Herman, J. (1997/2003): Die Narben der Gewalt. Traumatische Erfahrungen verstehen und überwinden. Paderborn

2 Dilling et al.: ICD-10 1993, Kapitel V (F), S.169f

3 a.a.O.

4 Frick-Baer, G. (2013): Trauma – Am schlimmsten ist das Alleinsein danach: Sexuelle Gewalt – wie Menschen die Zeit danach erleben und was beim Heilen hilft. Neukirchen-Vluyn

5 Keilson, H. (1979): Sequentielle Traumatisierung bei Kindern. Stuttgart

6 Khan, M. (Hrsg.) (1963): Selbsterfahrung in der Psychotherapie. München

7 Keilson, H. (1979): Sequentielle Traumatisierung bei Kindern. Stuttgart

8 Frick-Baer, G. (2013): Trauma – Am schlimmsten ist das Alleinsein danach: Sexuelle Gewalt – wie Menschen die Zeit danach erleben und was beim Heilen hilft. Neukirchen-Vluyn

9 Alle Zahlenangaben aus: Bundeszentrale für politische Bildung www.bpb.de

10 Kossert, A. (2008): Kalte Heimat. Die Geschichte der deutschen Vertriebenen nach 1945. München

11 a.a.O.

12 Hirsch, H. (2005): Flucht und Vertreibung – Erinnerung und Gegenwart. Vortrag am 02.03.2005 im Bayerischen Landtag

13 hier und im Folgenden: Kossert a.a.O.

14 Baer, U.; Frick-Baer, G. (2012): Das Wunder der Geborgenheit. Bibliothek der Gefühle Band 12. Weinheim

15 Baer, U.; Frick-Baer, G. (2009): Vom Sich-fremd-Sein zum In-sich-Wohnen. Weinheim

16 Baer, U.; Frick-Baer, G. (2014): Das große Buch der Gefühle. Weinheim

17 Baer, U.; Frick-Baer, G. (2015): Gefühlslandschaft Angst. Bibliothek der Gefühle Band 9. Weinheim

18 Baer, U.; Frick-Baer, G. (2012): Schuldgefühle und innerer Frieden. Weinheim

19 Baer, u.; Frick-Baer, G. (2009): Vom Schämen und Beschämt werden. Bibliothek der Gefühle, Band 4. Weinheim

20 Maercker, A.(Hrsg.) (2009): Posttraumatische Belastungsstörungen. Berlin

21 Tomasello, M. (2011): Die Ursprünge der menschlichen Kommunikation. Frankfurt

22 u.a. in Baer, U. (2013): Kreative Leibtherapie. Das Lehrbuch. Neukirchen-Vluyn

23 Stern, D. (2011): Die Lebenserfahrung des Säuglings. Stuttgart

24 Dornes, M. (1993/2011): Der kompetente Säugling. Die präverbale Entwicklung des Menschen. Berlin

25 Stern, D. (1992): Die Lebenserfahrung des Säuglings. Stuttgart

26 Baer, U. (2013): Kreative Leibtherapie. Das Lehrbuch. Neukirchen-Vluyn

27 Henning, T. (2012): Personale Identität und personale Identitäten – Ein Problemfeld der Philosophie. In: Petzold, H.G. (Hrsg.) (2012): Identität. Ein Kernthema moderner Psychotherapie – Interdisziplinäre Perspektive. Wiesbaden

28 a.a.O.

29 Baer, U.; Frick-Baer, G. (2010): Wie Traumata in die nächste Generation wirken. Untersuchungen, Erfahrungen, therapeutische Hilfen. Neukirchen-Vluyn

Autorenportrait

Baer & Frick-Baer

VORTRÄGE, SEMINARE, KOMPETENZTAGE

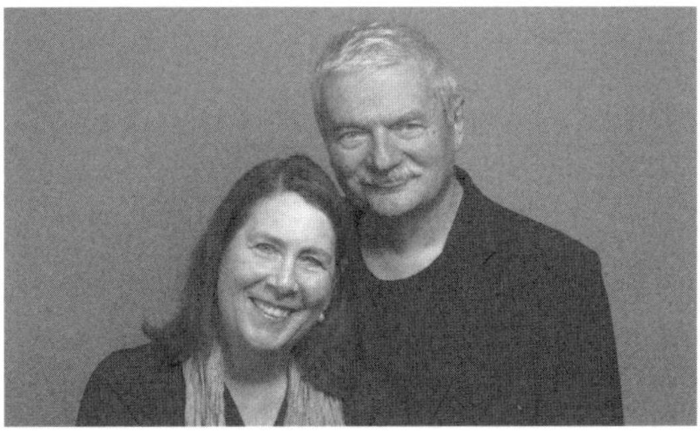

Informationen über Gabriele Frick-Baer und Udo Baer, über ihre Veröffentlichungen und Aktivitäten, ihre Vorträge und Seminare finden Sie auf

www.baer-frick-baer.de

Sie sind Gründer/in und in verantwortlicher Stelle tätig in der Zukunftswerkstatt therapie kreativ, in der sie und andere Kolleg/innen zahlreiche Fortbildungen und Seminare anbieten, auch zur Arbeit mit traumatisierten Flüchtlingen:

www.zukunftswerkstatt-tk.de

Gabriele Frick-Baer ist wissenschaftliche Leiterin der „Kreativen Traumahilfe" in Duisburg:

www.kreative-traumahilfe.de

Udo Baer veröffentlicht einen Blog mit wöchentlichen Beiträgen zur Arbeit mit traumatisierten Menschen:

www.trauma-und-würde.de

Bibliografische Information der Deutschen Nationalbibliothek

Die Deutsche Nationalbibliothek verzeichnet diese Publikation in der Deutschen Nationalbibliografie; detaillierte bibliografische Daten sind im Internet über https://portal.dnb.de abrufbar.

FSC
www.fsc.org
MIX
Papier aus verantwortungsvollen Quellen
FSC® C083411

Verlagsgruppe Random House FSC® N001967

1. Auflage

Umschlagmotiv: © Shutterstock / ZouZou
Druck und Bindung: CPI books GmbH, Leck
Printed in Germany
ISBN 978-3-579-08641-5

www.gtvh.de